逆引き

DICOM Book Plus

監修　奥田保男

編集　JIRA 医用画像システム部会

（DICOM 委員会，モニタ診断システム委員会，
セキュリティ委員会，画像診断レポート委員会）

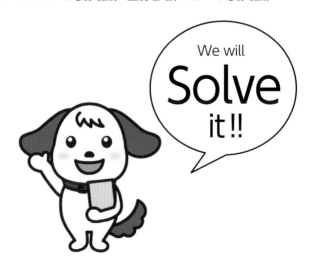

We will
Solve
it !!

医療科学社

著者一覧
(執筆順)

奥田保男
横岡由姫
JIRA 医用画像システム部会
DICOM 委員会
モニタ診断システム委員会
セキュリティ委員会
画像診断レポート委員会

序　文

　『逆引き DICOM　Book』を発刊してから早いもので6年ほどが経過しました。
この間に読者の方々などからいただきました新たな問い合わせや要望から，今回
は社会的に重要度が高いと思われる「医療被ばく」，「医療画像モニタ」，「セキュ
リティ」，「レポート」の4項目に的を絞り，本書『逆引き DICOM Book Plus』を
発刊する運びとなりました。

　「医療被ばく」については，本書が発刊される年度（2020年度）から放射線診療
を行う病院等は，医療法施行規則の一部を改正する省令（平成31年厚生労働省令
第21号）等に基づき，診療用放射線に係る安全管理体制を確保し，放射線診療を
受ける患者の医療被ばくの防護を踏まえ診療用放射線の安全で有効な利用に努め
なければなりません。具体的な対応として，被ばく線量の管理及び記録を医療機
関が行うことになりますが，本書ではこれに携わる方々を技術的あるいは運用的
な面からサポートします。

　「医療画像モニタ」については，＜医用画像表示用モニタの品質管理に関するガ
イドライン：JESRAX-0093＊B-2017＞の解説を主体としていますが，医療機関
において医用画像モニタを実際に利用する時に遭遇する諸々の問題点を具体的に
提示し，わかりやすく解説しています。

　「セキュリティ」については，今後は機械学習などの利用を含め医療機関内に保
存されていた情報がクラウド化されてゆくでしょうし，今後は研究も含め医療従
事者でない方々も医療あるいは研究にコロボレーションしてくることが予測され
ます。また，ネッワークやアプリケーションについても高速化／高度化されてき
ます。ここで重要となるのがセキュリティです。本書では現時点において医療機
関が最低限考慮すべき事項について具体的に解説しています。

　「レポート」についても，現在は利用しているベンダに依存した運用が大半です
が，機械学習などを利用した診療や研究を進めるには標準化が必要であり，これ
に向けて必要になるであろう事項について解説しています。

　最後に，本書にまとめた内容は次世代に向けた序章であり，今後はこれを基盤
とし急激に医療や研究が変化することを筆者は予測しています。今後の医療を担
う皆さんにとって本書は必読な書といえます。

2020年4月

量子科学技術研究開発機構　奥田　保男

目　次

第 2 章　医用画像モニタ　　　　29

第3章　セキュリティ　　63

第4章　レポート　　　　81

逆引き
DICOM Book Plus

第1章　医療被ばく

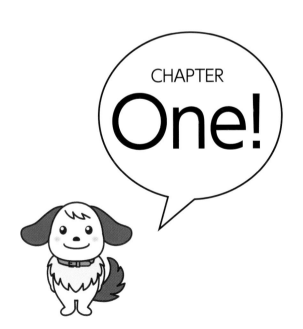

1. 医療被ばくの管理と記録を行う

1.1 医療被ばくと放射線被ばくは違うの？

　「医療被ばく」とは，放射線防護の観点による特有の言葉で「患者の被ばく」を指します。一方，「放射線被ばく」といった場合には，医療や原子力などによる人工放射線による被ばくと宇宙，食物，空気中，大地からによる自然放射線などによる被ばくの両方を指します。

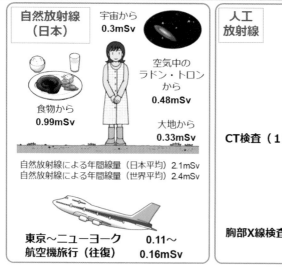
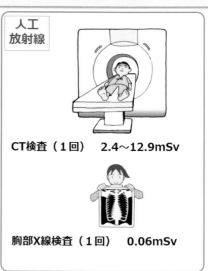

mSv：ミリシーベルト　出典：国連科学委員会（UNSCEAR）2008 年報告，
　　　　　　　　　　　原子力安全研究協会「新生活環境放射線（平成 23 年）」，ICRP103 他より作成

図 1

医療被ばくを伴う検査は診断や治療を行う際にしなくてはならない技術ですが，その技術の進歩や多様化により世界的に医療被ばく線量は増加してきています。特に日本は，図2に示すように他の国々よりも医療被ばく線量が多く世界平均の約6倍もあり，自然放射線の総和よりも多いことがわかります。これは国民あたりのCT装置など先進的な機器が突出して多いことも一因ではありますが，この状況が一概に社会的あるいは身体的に悪いという意味ではありません。

年間当たりの被ばく線量の比較

日常生活における被ばく（年間）

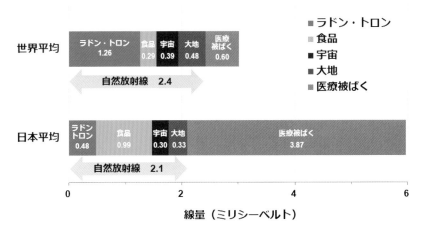

出典：国連科学委員会（UNSCEAR）2008年報告，(公財) 原子力安全研究協会「生活環境放射線（平成23年）」より作成

図2

1.2　医療被ばくと職業被ばくの違いは？

　前項で「医療被ばく」について説明しましたが，医療機関の従事者（医師，診療放射線技師，看護師，薬剤師など）に対する職業上の被ばくについては，「職業被ばく」として定義され，「医療被ばく」の中には含まれません。

　職業被ばくについては，線量限度があり「医療法施行規則」「放射性同位元素等の規制に関する法律」などにより規制されています。なお，これの詳細については，様々な見地から変動するものでもあるため，本書での説明は割愛しますので，該当するドキュメントの最新のものを参照してください。

　なお，「職業被ばく」の対象は医療従事者に限定したものではなく，原子力関係に従事する方や救命活動を行う方なども含みます。

医療法施行規則：
https://www.mhlw.go.jp/web/t_doc?dataId=80092000&dataType=0&pageNo=1
放射性同位元素等の規制に関する法律：
原子力規制委員会　RI 規制関連法令集
https://www.nsr.go.jp/activity/ri_kisei/kanrenhourei/index.html

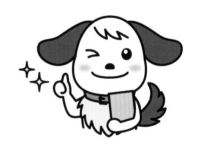

1.3　正当化と最適化の違いは？

　防護の原則として「正当化」「最適化」「線量限度の適用」の3つがあります が，「医療被ばく」には「職業被ばく」のような線量限度はなく，放射線 を利用した検査の選択及び照射する線量については，医療従事者の判断／管 理に委ねられています。

　「正当化」とは，放射線を利用する行為は，もたらされる便益（ベネフィッ ト，メリット）が放射線によるリスクを上回る場合に認められるといった原 則です。たとえば，X線を使ったCT検査と同等の診断結果がMRIを使っ た検査で得られるならば，MRIを選択することを考慮することを意味します。

防護の原則　**防護の正当化**

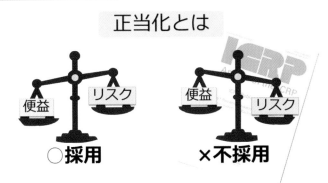

出典：ICRP Publication 103「国際放射線防護委員会の2007年勧告」The International Commission on Radiological Protection（国際放射線防護委員会），2007より作成

図3

　次に「最適化」ですが，これは放射線を利用した検査を行う場合の線量を 合理的に達成可能な限り減らすことを意味し，As Low As Reasonably Achievable の頭文字から「ALARA（アララ）の原則」とよばれています。 防護の最適化とは，必ずしも線量を低くすればいいということではないため 注意が必要です。

1.4　診断参考レベルって何？

　診断参考レベル（Diagnostic Reference Level：DRL）は，ICRP（International Commission on Radiological Protection）の諸勧告やIAEA（International Atomic Energy Agency）の国際基本安全基準など国際的な指針において，診断領域の医療放射線防護の最適化を進めるためのツールとされています。これは，診断参考レベルには線量値を規定するだけでなく，どの線量を診断線量として定義するか，どのように測定するか，どのように集計するか，どのように運用するかといった，さまざまな要素を含んでおり，さらに装置や手法の品質保証にも密接に関連し，最適化に重要な役割を果たすためです。わが国では，2010年3月に設立されたJ-RIME（Japan Network for Research and Information on Medical Exposure），およびこれに加わる学会，団体などの協力により2015年6月にDRLs2015が公表されました。なお，これは適宜更新されることが予測されるため，常に最新のものを参照するようにしてください。

http://www.radher.jp/J-RIME/report/DRLhoukokusyo.pdf

　次に，診断参考レベルがどのように作られているかについて簡単に解説します。これを知ることで診断参考レベルの利用方法を理解できます。逆にこれを知らないと次項の内容を十分に理解することが難しくなる可能性があります。

　図4に示す縦棒の1本1本は，たとえば各医療機関から収集したある特定の撮影時のプロトコール（以下，プロトコール）における標準的な体型の方を検査したときの被ばく線量をおよそ30例収集したものの中間値あるいは平均値になります。これを図のように並べ値の高い方から1/4にあたる値を75パーセンタイル値とし，これを診断参考レベルとしています（マンモグラフィは95パーセンタイル値）。

　よって，この値と患者個人を比較することや，この値をそれぞれのプロトコールの線量限度とし評価などすることは誤りであることを理解していただけたでしょうか。

診断参考レベルとは何か

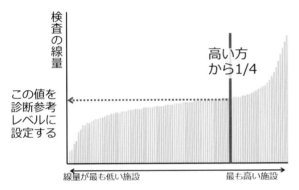

図4

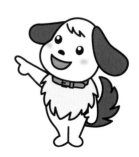

1.5 診断参考レベルはどう使うの？

　たとえば，あなたの施設で使用している CT 装置などで標準的な体型の人が検査を行ったときに示される値が群の中央値あるいは平均値と診断参考レベルの値とを比較して，その値が診断参考レベルより高いならば，その原因を調査し必要に応じて撮影時の条件などを修正してください。逆に低い場合には，画像自体のクオリティに問題ないかを確認してください。なお，値が高いからといって必ずしも条件を下げる必要はありません。なぜならば，検査の目的や機器の特性などにより最適な値は異なるためです。診断参考レベルに示されている値は，あくまで参考値です。画質や診断に支障が出るほど条件を下げては本末転倒です。

　言い換えるならば，診断参考レベルは，あなたの施設で利用しているプロトコールが，医療被ばくの観点から「最適化」されていることを調査するひとつの目安といえます。

　よって，診断参考レベルの値を患者個々の値と比較するといった利用は正しいとはいえません。なぜならば，診断参考レベルの値は標準的体型な方の値から導かれた値ですし，それぞれのプロトコールに対する線量限度でもないからです。体型が大きい方の値は，診断参考レベルの値より高く，小さい方は低くなることはいうまでもありません。

　また，診断参考レベルよりも値が低い病院を，「よい病院」と評価することも正しい利用とは必ずしもいえません。なぜならば，医療機関の特色や検査の目的，あるいは装置自体の問題も含んでいるためです。

● 重要 ●

　診断参考レベルに示されている値は，最適化などを行う場合に，機器の画面に表示されるなど容易に取得できる方法で得られる値であり，都度，被ばく線量を計測した値ではありません。また，後述する装置から出力される値も患者個々の「被ばく線量」を適切に示すものではなく，あくまで「線量評価値」であることに留意してください。

1.6　医療被ばくの管理と記録について教えて

　厚生労働省から出されている「診療用放射線の安全利用のための指針策定に関するガイドライン」の中に「線量管理」と「線量記録」という単語があり，この2つは以下のように異なる行為として区別されていますので注意が必要です。

　「線量管理」を言い換えるならば，「プロトコール」の管理といえます。ご自分の施設において標準的な体型の方を検査したときに得られる値について，診断参考レベルを活用して線量を評価し，診療目的や画質等に関しても十分に考慮したうえで最適化を，定期的およびプロトコールや装置の更新日などに行うことを指します。これの管理手法／記録簿などについては特に明確なものは示されていませんが，これを実施する頻度を考えると必ずしもシステムを導入する必要はないように思います。

　なお，電子的に線量を評価する機能がない場合においても，撮影条件の見直しなどの対応可能な範囲で線量を評価し最適化を実施する必要があります。

　また，対象の機器については厚生労働省から出されているドキュメントを確認してください。この場合，対象機器名について俗称での判断はせず，必ず機器に付随する「添付文書」に記載されている名称をもとに確認してください。

　一方「線量記録」とは，放射線診療機器ごとに，当該放射線診療を受けた者を特定し被ばく線量を適正に検証できる様式を用いて記録すること指します。これを記録する場所／帳簿として，厚生労働省から以下が示されています。ここで重要なことは，線量記録を実施するための専用のアプリケーションの利用は必須ではないということです。例えばCTにおいては，既存のPACSに線量記録画像を保存する方法が簡便かもしれません。ただし，医療機関として，患者数が多いため作業的な負荷の軽減をはかりたい，あるいは患者への説明用に付加価値的な機能を利用したい，などを考慮する場合は，該当する機能を持ったアプリケーションの導入を検討してもよいのではないでしょうか。

- 医師法（昭和 23 年法律第 201 号）第 24 条に定める診療録
- 歯科医師法（昭和 23 年法律第 202 号）第 23 条に定める診療録
- 診療放射線技師法（昭和 26 年法律第 226 号）第 28 条に定める照射録
- 医療法施行規則第 20 条第 10 号に定めるエックス線写真
- 医療法施行規則第 30 条の 23 第 2 項に定める診療用放射性同位元素又は陽電子断層撮影診療用放射性同位元素の使用の帳簿

厚生労働省が示す、
線量情報を記録する
場所／帳簿に関する法令です。

改定に関する情報に注意しよう！
厚生労働省のホームページ
をチェックしてね。

日本医学放射線学会（JRS）の
ガイドラインも忘れずに。
24P を見てね！

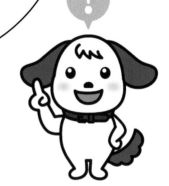

1.7　医療被ばくにおける単位について教えて

　診断参考レベルを見ると，単位には mGy，mGy・cm，mGy/min，MBq が用いられています。一方，福島原子力発電所の事故に伴う影響を示す値の単位として Sv が用いられることが多いと思われます。

　Gy（グレイ）と Bq（ベクレル）については，直接計測できる「物理量」を示しています。たとえば Gy を使用する場合として，機器からの「照射線量」は「空気 1 kg に与えられるエネルギー」，「吸収線量」は，「物質 1 kg あたりに吸収されるエネルギー」として定義され利用されています。

　一方 Sv は，直接計測することはできない「防護量」を示しています。たとえば「等価線量」は「人の臓器や組織が個々に受ける影響」，「実効線量」は「個々の臓器や組織が受ける影響を総合して全身への影響」を示すものとして定義されています。

　なお，単位間の関係性について概略を図5に示しますが，詳細については専門的な書物などでの確認をお願いします。

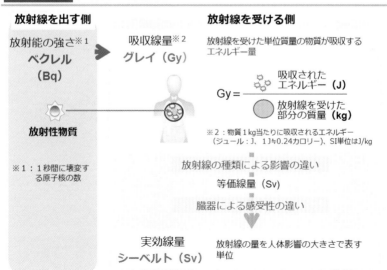

図5

2. DICOM とは

DICOM（Digital Imaging and Communication in Medicine）は，1980 年後半から使われはじめ，現在では世界中で利用されている ISO の国際標準規格です。これを利用した代表的なワークフローとしては，CT などモダリティの画像データを画像サーバーに送信して保存する，画像に関する各種計測を行いこの結果を保存するなどがあります。また，病院情報システムと連携することで，受付番号や患者氏名情報等を利活用することができますので医療施設内で一貫した情報管理を実現することも可能です。

2.1 DICOM の基礎を教えて

DICOM は TCP/IP を利用してネットワーク通信の方法とデータ形式を定義しています。データは患者氏名や患者番号，検査日時や検査条件等多くの項目から構成される付帯情報と撮像された画像データで構成されています。これらのデータはオブジェクト構造を採用しており，項目ごとに個別のタグ番号，表現方法と共に実際のデータを組み合わせています。

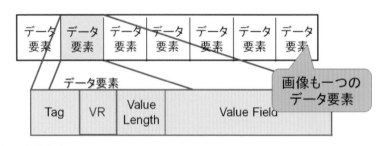

データ表現方式 VR (Value Representation) PN: Person Name DA: Date
LO: Long String (Max.64)

図 6

また，DICOM データは，患者 – スタディ（検査）– シリーズ – 画像やレポートといった階層モデルを構成しています。これを DICOM 情報モデルとよびます。

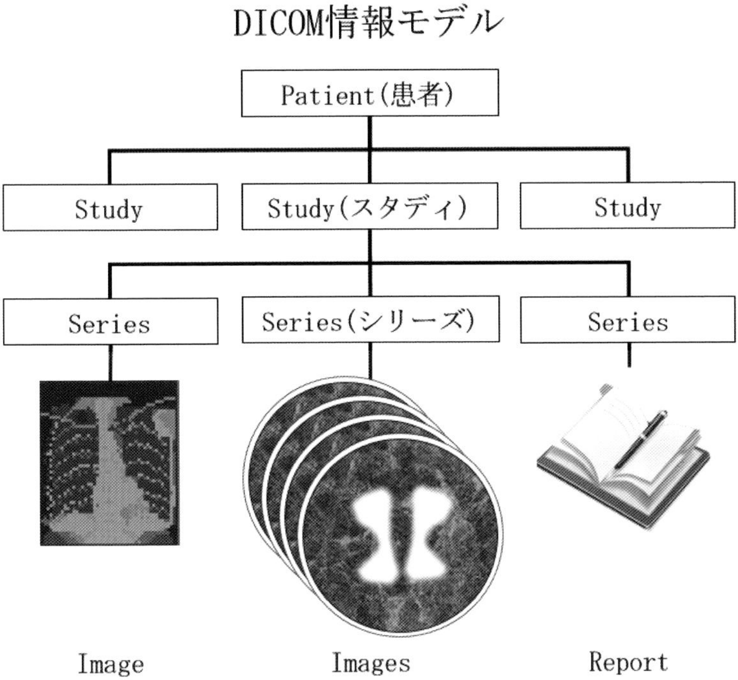

DICOM情報モデル

図7

　Patient（患者）は患者氏名，患者番号，生年月日等の患者に関する属性情報の固まりをモデル化したものです。同じように Study は検査日時，検査番号等の検査に関わる情報をモデル化しており Patient に従属させています。Series はシリーズ日時，シリーズ番号のシリーズに関わる情報をモデル化しており Study に従属させています。Image は画像サイズ，エンコーディング，ビット数等の画像に関わる属性情報を Series に従属させています。

　また，Report は Image と同様，画像を持たない代わりに，文字情報やコード情報を専門に扱うオブジェクトです。施設ごとに運用されている放射線レポート等の各種報告書の構造を電子的に定義しモデル化しています。これは構造化レポート（Structured Report）とよばれており，たとえば読影レポートでは各種計測結果や参照画像オブジェクトなどをまとめることができます。

　DICOM 規格は，例えば診断モダリティ，臨床，一般技術（ネットワーク，

13

光学メディア，セキュリティ等）に関わる規格の集合体であるので非常に広範囲になっています。一言，「DICOM 対応」といっても，DICOM で規定された機能すべてを網羅する装置はなく，多くの場合，一部を実装したに過ぎません。このため，「DICOM 対応」の装置同士であっても通信が行えるとは限らず，ここで重要になるのが DICOM 適合性宣言書です。後述する「RDSR」や「SC」,「MPPS」の対応などについては，この宣言書に記載があるかどうかで該当する機器などの対応状況を知ることができます。

　その他，DICOM に関する詳細を知りたい方は，姉妹書である『逆引き DICOM BOOK』をご一読ください。

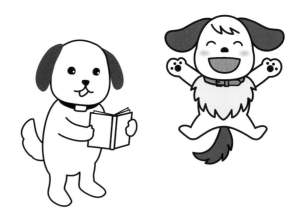

3. DICOM と医療被ばく

　DICOM と聞くと画像の送受信 / 保存を行う規格という印象があると思います が，数値や文字などについても扱うことができます。CT などの装置から出力される被ばくに関連した数値情報なども DICOM を利用して他のシステムなどと連携することができます。

　なお，装置から出力される値は，患者に対する実際の「被ばく線量」ではありません。あくまで「線量評価値」ですので取り扱いには十分注意してください。

3.1　電子的に医療被ばくの情報を取得する方法は？

　CT などモダリティから電子的に医療被ばくの情報を取得する方法としては，以下の4つの方法があります。

---

(1) 画像の付帯情報を利用する。
(2) MPPS（Modality Performed Procedure Step）を利用する。
(3) SC（Secondary Capture）を利用する。
(4) RDSR を利用する。

　これらの具体的な方法は，日本放射線技術学会から出されている「医療被ばくを評価するデータを電子的に記録するためのガイドライン」，および日本画像医療システム工業会から出されている「放射線照射線量レポートの取り扱いガイドライン」をご一読いただいたほうがいいと思いますが，それぞれについて以降の項で簡単に説明します。

　なお，基本的に前者は医療機関に従事する方向けであり，後者は企業の方向けのガイドラインです。

1）画像付帯情報を利用する

　後述する RDSR を用いなくても画像付帯情報に線量情報が記載されている場合があります。ただし，これはその画像に紐づいた線量情報のみが書かれています。よって，検査一連での被ばく線量を把握したい場合には，個々の値の足し算などをする必要があります。また，3D 処理など画像処理によって生成された画像の付帯情報にも値が書き込まれている可能性があります（これらの画像は患者に被ばくをさせることで生成していない）。この場合，単純にこれらを足し算してしまうと，実際の値より処理画像に含まれている値の分だけ合計値が大きくなってしまいますので，取り扱いには注意が必要です。

2）セカンダリキャプチャ（Secondary Capture：SC）を利用する

　図 8 に示すように，イメージ画像として被ばく線量の値を出力している場合があります。このような時にアナログ映像のデジタル化や，各種専用アプリケーションの出力を DICOM 画像に変換し新たに生成された画像をセカンダリキャプチャといいます。

　たとえば，CT 装置のコンソール上には，図のような撮影条件や線量情報が表示されます。多くの CT 装置では，このコンソール画面をハードコピーし，SC 画像として保存・送信する機能を備えています。

　なお，このセカンダリキャプチャをもとに，文字などをイメージスキャナなどで読み取り，コンピュータが認識できる文字に変換する仕組みである OCR（Optical Character Recognition/Reader）機能を用いて線量情報等を数値データとして抽出し，紙媒体に記録したり表計算ソフトなどを利用して電子的に記録することに利用できます。また抽出した文字・数値データを利用して RDSR を作成する方法もあります。

患者ID ：　　　　　1234567890123
患者カナ ：　　　　YAMADA TARO
患者漢字 ：

Patient Info ：　1967/12/01 / 47 / 男性
スタディ開始日 ：　2015/02/26
線量表示 ：　　　IEC 3.0
トータルCTDIvol(mGy) ：　(Head): 14.30　　　(Body): -
トータルDLP(mGy. cm) ：　(Head): 163.80　　(Body): -

No.	Protocol	Ref scan[n]	CTDIvol (mGy)	DLP (mGy. cm)	管電圧	トータル MAS	曝射時間 (sec)	撮影範囲 (mm)	体厚 AP/LA
1	DualScano	1			120	120	2.40	***	***
2	DualScano	1			120	72	2.40	***	***
3	Helical	1	14.30 (Head)	163.80 (Head)	120	258	3.17	85.0	1.8/ 1.68

図8

3) MPPS（Modality Performed Procedure Step）を利用する

　MPPSは，本来は検査の進捗を管理するものとして定義されていますが，医療機関においてRISなどとの連携も含め，線量情報などを送受信する目的で従来から用いられています。ただし，MPPSを利用した場合，基本的にモダリティに依存しない電圧や電流といった汎用的な情報しか扱うことができません。

　また，2017年後半にDICOMから被ばくに関連した事項について新たなメンテナンスを行わないことが通知されています（リタイア）ので，CT装置のCTDIなどについては，MPPSを利用して情報連携することはできません。

　ただし，医療機関が現在利用している機能が停止されるということではありませんので，現在利用しているものを停止するような措置を急ぎ検討する必要はありません。

　よって，医療機関において線量に関する情報の連携を今後検討する場合は，次項に述べるRDSRを利用してください。

4）RDSR（Radiation Dose Structured Report）を利用する

　RDSR は DICOM が規定する構造化文書（Structured Report：SR）のひとつです。DICOM と聞くと画像の連携／保存のための規格と思われるでしょうが，SR は診断機器が発生する被ばく線量など各種計測値（数値）を外部に出力するために定義されたものです。その中でも RDSR は被ばく情報を取り扱うために用意されたものであり，IEC（International Electrotechnical Commission：国際電気標準会議）など国際規格の動向を見ると，今後の線量情報の出力方式は，RDSR を採用することが世界的な流れといえます。

　なお，RDSR は大枠として 3 つに分類されます。1 つ目は CT 専用，2つ目は IVR，マンモグラフィ，CR・DR 等用，3 つ目として核医学分野の放射性医薬品情報を取り扱う RRDSR があります。なお，3 つ目の核医学領域については本書では触れないこととします。

3.2　機器から出力される情報にはどんなものがありますか？

　機器から出力される RDSR データには，共通部分として患者に関する情報，検査に関する情報の他，レポートに関する部分として，モダリティに関する情報，レポートの進捗に関する情報，デバイスに関する情報，照射日時に関する情報があります。これに加えて，モダリティに特化した CTDI など専門的なデータが続きます。階層構造であるため，簡易的な表示ソフトウェアで閲覧すると以下のようになっています。モダリティに特化した構造は以下をご覧ください。

X-Ray Radiation Dose Report

Patient ID:	Name:
Birth date:	Age:
Sex:	Ethnic group:
Exam Date:	Exam No.:
Accession Number:	Content Date:
Weight:	Body Surface Area:
Height:	Body Mass Index:
Cardiologist:	Referring Physician:

Completion flag: COMPLETE　　　　　Verification flag:
UNVERIFIED

Procedure reported　　Computed Tomography X-Ray
Has Intent　　　　　Diagnostic Intent
Observer Type　　　Device
Device Observer UID　　73657
Device Observer Name　PX_CT02RAA031791
Device Observer Manufacturer　SIEMENS
Device Observer Model Name　SOMATOM Definition Flash
Device Observer Serial Number 73657
Device Observer Physical
Location During Observation　Mayo Clinic PXMH CT02_1665
Start of X-Ray Irradiation　2013-07-24, 09:40:10.010988
End of X-Ray Irradiation　2013-07-24, 09:53:48.372994
Scope of Accumulation　　Study
Study Instance UID
　1.2.124.113532.172.16.49.225.20130724.91741.2035726

CT Accumulated Dose Data

Total Number of Irradiation Events　8.0 {events}
CT Dose Length Product　5,346.0 mGycm

CT Acquisition

Acquisition Protocol　　　　Topogram
Target Region　　　　　Head
CT Acquisition Type　　　　Constant Angle Acquisition
Procedure Context　　CT without contrast
Irradiation Event UID
1.3.12.2.1107.5.1.4.73657.30000013072404121171200000040
CT Acquisition Parameters
　Exposure Time　　　4.3 s
　Scanning Length　　418.0 mm
　Nominal Single Collimation Width　0.6 mm
　Number of X-Ray Sources　1.0 {X-Ray sources}

（AAPM REPORT NO. 246）より引用
図9

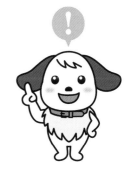

1) CT の RDSR

　CT の RDSR は，通常の DICOM 付帯情報の構造をもとにして，3 つの主要なコンポーネント（TID 10011 ～ TID 10013）を階層型の構造で定義しています。簡単に言うならば，該当するデータを格納するためのテンプレートがそれぞれ用意され，検査の総線量は TID 10012 に記録し，スキャンごとの線量情報はスキャンの実施数分を TID 10013 に記録します。

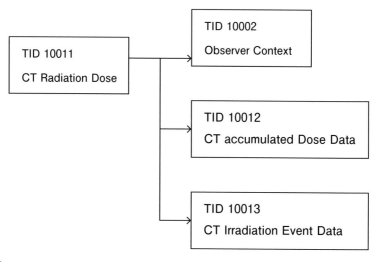

図 10

2) IVR の RDSR

　IVR やマンモグラフィ用の RDSR は，様々なモダリティに対応するため，階層構造が少々複雑です。検査の総線量は TID 10002 とその下層にモダリティ固有のコンポーネント，照射ごとの線量は TID 10003 とその下層に X 線源，検出器，機構の情報を記録するコンポーネントが含まれます。

　IVR の RDSR では，透視による総線量（TID 10004）と撮影による総線量（TID 10007）が分けて記録されます。また，2 方向同時撮影が可能なバイプレーンシステムの場合は，さらにプレーンごとに分けて記録されます。総線量を計算する際は，これらを合算する必要があります。

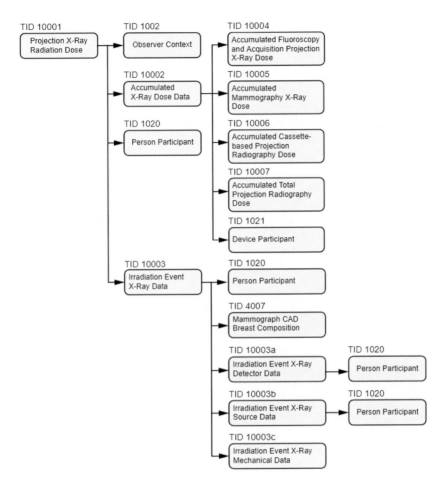

図 11

3) マンモグラフィの RDSR

マンモグラフィについても前項と同じ RDSR が使用されます。

線量指標として用いられる Dose（RP）や平均乳腺線量（Average Glandular Dose：AGD）は，検査における総量としては TID 10005，撮影ごとの値は TID 10003b に記録されます。

4) CR，DR の RDSR

CR や DR〔本章 3.2 2)〕で示した RDSR が使用されます。

線量指標として使用される Exposure Index は，撮影ごとの値として TID10003a に記録されます。この値は，線量値ではなく加算ができないため，検査の総線量 TID 10002 とその下層には含まれていません。

3.3　メーカや装置によって情報に差異はないの？

数値を算出するための係数がメーカごとに異なっていたり，たとえば一口に CTDI といっても複数の種類があるので適切な値の取り扱いが必要になります。

例：$CTDI_{Vol}$ と $CTDI_{100}$ 等

また，RDSR は一般的に検査単位で生成されていますが，必ずしも検査単位で生成されるとは限りません。DICOM 規格上は検査単位に限定しておらず，シリーズやプロシージャといった単位で生成することも認めており，どの単位で生成するかはメーカの実装に依存しています。

3.4　RIS との連携は必要ですか？

線量の管理および記録を行うにあたり，RIS との連携は必須とまではいえないと思います。ただし，RIS と連携をすることで，体重や身長の情報を入手する，検査自体の詳細を知ることができるなど，きめ細かな管理ができる

ようになるとは思います。また，被ばくの記録を RIS 上に行うことで，統計的な処理や患者への説明時に必要な情報を提供できる可能性もあります。

　これらは医療機関の考え方やシステム的な仕様によっても異なりますので，医療機関における実情に合わせて検討することをお薦めします。

<注意>

　「線量管理」は，あくまで診断参考レベルと比較することが要件であるため，標準的な体型の方の値が必要になります。たとえば，標準的な体型の方の値を自動的に抽出するような機能を求める場合は，体重や身長に関するデータの連携が必要になるように思いますが，医療機関が体型に応じた被ばく線量の分析などを独自に行うような場合を除いて，必ずしも必要な機能ではないように思われるため，システム要件を定義する際には考慮が必要と思われます。

　例としてあげるならば，標準的な体型の患者であることを検査時に目視で確認しフラグを立てるなどし，これに該当する患者の情報を抽出するといった仕様にすることで，「線量管理」として示されている要件自体は満足できるように思います。

3.5　被ばく情報はどこに記録するのがいいの？

　厚生労働省から出されているガイドラインには以下の記録媒体が示されています。よって，必ずしも電子的な記載を含めシステム化することは必須要件ではないことを理解してください。

・医師法（昭和 23 年法律第 201 号）第 24 条に定める診療録
・歯科医師法（昭和 23 年法律第 202 号）第 23 条に定める診療録
・診療放射線技師法（昭和 26 年法律第 226 号）第 28 条に定める照射録
・医療法施行規則第 20 条第 10 号に定めるエックス線写真

・医療法施行規則第 30 条の 23 第 2 項に定める診療用放射性同位元素又は陽電子断層撮影診療用放射性同位元素の使用の帳簿

これ以外に，日本医学放射線学会 (JRS) から以下が示されていますので参考にしてください。

ア　線量管理システムに線量情報を保存する。

イ　撮影装置で生成された線量記録画像を画像サーバに保存する。

ウ　撮影装置に表示された線量指標を放射線情報システム RIS に入力する。

エ　撮影装置で生成された線量記録画像を X 線フィルムに記録する。

オ　撮影装置に表示された線量指標を照射録に記載する。

カ　放射性薬剤の名称と投与放射能量を専用の管理システムに入力する。

キ　放射性薬剤の名称と投与放射能量を放射性同位元素の使用の帳簿に記載する。

また，電子的な連携をベースに検討するならば，RDSR は画像と同じように DICOM のオブジェクトとして定義されていますので，医療機関に既設されている情報システムを考えると，RDSR の扱いは PACS が近い存在といえますが，いくつもの専用のアプリケーションも販売されていますので併せてご確認下さい。

ただし，CT などの装置から送信されてくる情報を受信し，必要な処理を行うものをひとつの機能と考えるならば，この機能自体がどのシステム (RIS や PACS など) にあっても情報の連携が問題なく行われるならば機能的な問題は生じないといえます。この考え方が次章の IHE に基づいた考え方です。

色々な仕組みや方法、システムがあって迷っちゃう・・・自分の施設に合った方法を探そう！

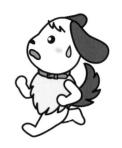

4. 他の医療機関との連携について

　他の医療機関と医療被ばくの情報の連携を行う目的としては以下の3つがあるように思います。

・DRL の策定と更新
　複数の医療機関における標準的な体型の方の中央値あるいは平均値を集約し分析することで DRL の策定などを行うことができます。
・他の医療機関の値との比較
　被ばく線量などの値を医療機関間で共有し分析することができます。同一機種間における比較など DRL よりもきめ細かな比較検討ができる場合もあります。
・医療被ばくに関する研究
　複数の医療機関におけるデータを横断的に研究することができます。

　これらを実現するための技術的なガイドラインとして IHE があり，運用的な事例として DIR があります。

4.1　IHE の REM って何？

　IHE の REM（Radiation Exposure Monitoring）（レムと呼称）は，放射線検査で出力される線量情報を DICOM の RDSR として出力し，保管して線量管理システム等で運用するためのワークフローを定めているものです。また核医学における線量管理の情報である Radiopharmaceutical Radiation Dose の取り扱いに着目した REM-NM（REM-Nuclear Medicine）というものもあります。基本的な取り扱いは共通していますが，放射性医薬品の投与量の記録になるためワークフローが異なるためプロファイルとしては分かれています。

　なお, IHE は DICOM や HL7 といった「規格」を, 医療現場のワークフローにおいての活用方法を記載したガイドラインといえます。大きな医療機関では, 患者の来院から放射線検査がオーダーされ, 放射線情報管理システムで受付, 撮像し, PACS 等で読影するといったワークフローをユースケース (シナリオ) として想定し, どのような情報をどの規格に則って扱うかをプロファイルとしてまとめています。

　また, プロファイルの構成としては, アクタとトランザクションがありますが, アクタは必要となるひとつの機能を示しているものであり, トランザクションは送受信する情報の連携方法を示しています。よって, REM では医療被ばくに関連した情報を生成する Acquisition Modality, これを受信する Dose Info Consumer や Image Archive などが定義されています。これらは医療機関に設置されている RIS や PACS といったものとは定義上異なるため注意が必要です。

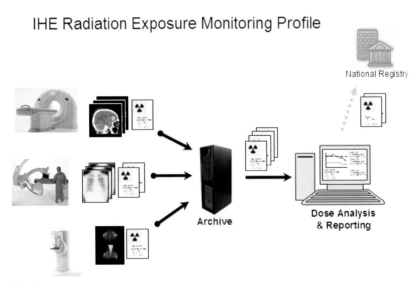

IHE Radiation Exposure Monitoring Profile

National Registry

Archive

Dose Analysis & Reporting

図 12

4.2 DIRって何ですか？

DIR（Dose Index Registry）は，そもそもはACR（American College of Radiology）のNRDR（National Radiology Data Registry）の活動で，線量管理を行うための施設の検査情報をまとめた他施設間での広域データベースと考えることができます。

医療機関は検査における線量情報を登録するかわりに，定期的に他の地域，医療機関，部位などと比較した当該施設の値がどのくらいの位置にあるのかの報告を得ることができます。日本においても放射線医学総合研究所などが活動しています。

各施設の検査における情報を集約して，個別の検査や施設の検査における傾向を把握するうえでこうした広域データベースは重要な役割を担っています。国際標準ではなく日本の医療における標準的な参考情報をまとめ，定期的に更新を行っていく仕組みは日本の医療のために必要な枠組みといえます。

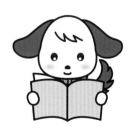

5. 患者への説明時に気を付けること

　当該患者の検査において，客観的な指標として診断参考レベルの値や検査時の線量を参考情報として提示することができますが，患者個々の値が持つ意味などを十分理解したうえで患者に説明する必要があります。

　また，装置から出力される値はあくまで被ばく線量の評価値であり物理量です。どのくらい患者自身に影響があるかを示す防護量ではないことには注意が必要です。

　患者への説明では，定量的な値と DRL 等の参考情報の提示さえすればいいというものではなく，以下の内容を含め平易な言葉とわかりやすい資料を用い，患者に寄り添った説明に心がけてください。

　また，どの職種あるいは役割の方が，どのシーンで何について患者に説明するのかを医療機関における指針などで明確にすることをお薦めします。

・該当検査・治療により想定される被ばく線量とその影響
・検査や治療におけるリスクとベネフィット
・該当患者に対する検査・治療の必要性
・医療機関における最適化に関する取り組み

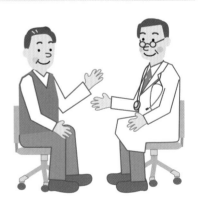

逆引き
DICOM Book Plus

第2章　医用画像モニタ

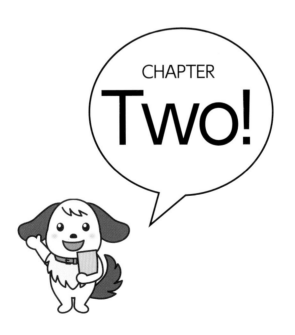

CHAPTER
Two!

1. モニタについて

1.1 LCD モニタってどんなもの？

　LCD（liquid crystal display）モニタとは，パソコンの文字や画像を映し出す表示装置の一種で，液晶パネルを使用しているものを指し，液晶モニタともよばれます。LCD モニタは液晶パネルとそれを駆動するための電気回路で構成され，液晶パネルは液晶を含む表示面とバックライトとよばれる背面にある光源で構成されています。液晶はそれ自体が発光するわけではありません。液晶パネルの表示面は，図1に示すように画素が格子状に配置され，基本構造は図2に示すとおり，液晶（画素構造部分も含む）が2枚の偏光板という特定の方向に振動する光のみを通過させる板（図3）に挟まれています。この構造を持つことで液晶パネルはバックライトの光を通す量を調整しています。

　なお，液晶パネルの方式としては，TN（Twisted Nematic）方式，VA（Vertical Alignment）方式，IPS（In Plane Switching）方式の3つがあり，それぞれ特性が異なりますが，これについては1.5で説明します。

　また，LCD モニタには，様々な色を表現できるカラーモニタと濃淡（黒〜白）のみを表現できるモノクロモニタがあり，1.3で説明します。

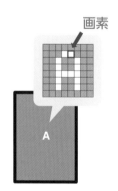

図1　LCD モニタの画素
文字を拡大してみると，画素で構成されている。解像度とは，画素の数と配列を示している。例）1200 × 1600：水平方向に1200個，垂直方向に1600個の画素をもつ。

偏光板

画面

光

バックライト

液晶

背面

図2　液晶パネルの基本構造
背面に光源となるバックライトを持ち，2枚の
偏光板で液晶を挟み込む。液晶は電圧をかける
ことで，通過させる光を調整する役割を持つ。

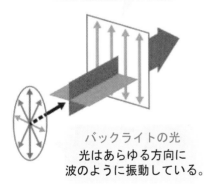

偏光板
**特定方向に振動する
光のみを通過させる板**

バックライトの光
**光はあらゆる方向に
波のように振動している。**

図3　偏光板
通常，光はあらゆる方向に振動している。
特定の方向に偏って振動する光のことを偏
光とよび，偏光板を通過させることで作り
出すことができる。

1.2　LCD の明るさはどうやって調整しているの？

　図4に2枚の偏光板と液晶の性質による光の遮断と透過の原理を示します。ねじれて並んでいる液晶分子の中に光を通すと光もねじれて進みます。図4a は，光の振動方向と偏光板の透過方向がずれているため光が通らない状態となり「黒」を表します。図4b は，液晶部分に電圧をかけることで液晶分子のねじれが解消されて光がねじれずに進むことで，光の振動方向と偏光板の透過方向とが一致し，光が通る状態となり，「白」を表します。かける電圧の大きさによって液晶分子のねじれ角度を変え，光の透過量を調整することで，LCD モニタの明るさが制御されます。

　LCD モニタの画面の明るさを輝度とよび，輝度の単位は (cd/m^2) で表し，輝度計で測定します（巻末の用語参照）。LCD モニタの輝度はバックライトの明るさと液晶を通過する光の量で決まります。医用モニタでは識別の能力や寿命を考慮し，高輝度の液晶パネルが採用されています。

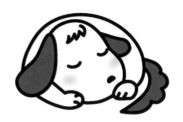

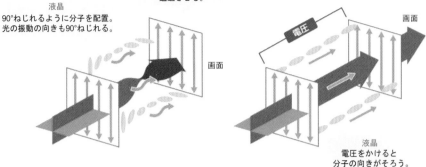

a 光が通過しない状態（黒）　　　**b 光が通過している状態（白）**

図4 偏光板と液晶の性質を使った光の調整原理

aに示すように液晶を挟んで2枚の偏光板が垂直方向に振動する光を通す向きに揃えて配置されている。液晶は分子の並びが90°ねじられて配置されている。液晶分子のねじれは光の振動方向を変える性質を持っている。aではバックライト（手前側）から来た光が1枚目の偏光板を通過して垂直方向に振動する光のみとなるが，液晶分子のねじれによって光の振動方向が90°ねじれる。そうするとその光は水平方向に振動する光となり，2枚目の偏光板を通過できない。画面上では黒の表示状態である。

液晶分子は電圧がかかる方向にそって向きを揃える性質を持っている。bに示すように液晶に電圧をかけると液晶分子のねじれが解消される。そうすると，光の振動方向は垂直方向のままなので，2枚目の偏光板を通過することができる。画面上では白の表示状態である。かける電圧を調整することで，ねじれの角度が調整でき，様々な明るさを表現できる。

1.3　カラーとモノクロの違いは？

　カラーモニタとモノクロモニタとの違いは，図5に示すように構造としてカラーフィルタを持っているか否かです。

　カラーモニタの1画素（1ピクセルともよぶ）は，図6のように赤，緑，青のカラーフィルタを持った3つのより細かいピクセル（サブピクセルとよぶ）で構成されています。図7に示すように赤・緑・青のフィルタを透過する光の量のバランスを変えることによって様々な色を表現することができます。たとえば，赤・緑・青の各々に同じ光の量が透過すると白色に見えます。

　図5に示すようにカラーモニタでは，バックライトの光は白色ですが，カラーフィルタは単色の光のみを通し，他の色を吸収するため，画面の輝度はバックライトの輝度よりも下がってしまいます。一方，モノクロモニタはカラーフィルタを持たないため，より高輝度を実現しやすいという特徴があります。しかし，色を変えることができないため，画面の白色はバックライトの白色に依存し，個体によるバラツキや経年劣化による白色の色合いのずれを調整することはできません。

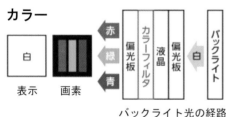

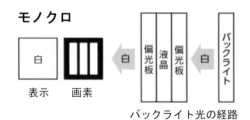

図5　バックライト光の経路
同じ白でもカラーモニタとモノクロモニタでは光り方が異なる。カラーモニタのバックライトの光は白色であるが，サブピクセルごとに異なるカラーフィルタによって，それぞれ赤，緑，青の光のみが通過するため，明るさは低下する。一方，モノクロモニタはカラーフィルタがないため，同じ性能のバックライトでカラーモニタよりも輝度を高くすることができる。

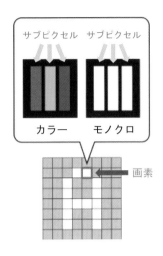

図6　画素の構造
画素を拡大してみると，3つのサブピクセルから作られている。カラーモニタではそれぞれのサブピクセルに赤，緑，青のカラーフィルタを持っている。モノクロモニタはカラーフィルタを持たないが，カラーモニタと同様にサブピクセルの構造を持つ。

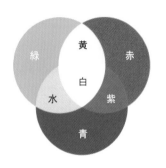

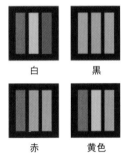

図7　カラーモニタの色表現
赤，緑，青の光を重ね合わせることで様々な色を表現できる。モニタではサブピクセルの光らせ方で色を表現している。例えば，赤と緑のサブピクセルを光らせることで黄色に見える。

　画像診断や撮影装置の進歩によりカラー表示の機会（3Dボリュームレンダリング／内視鏡やデジタルカメラ画像／再構成によるカラー画像などの複数モダリティ画像／アノテーション）が増えたため，医療機関などにおいてはカラーモニタの導入が多くなっています。一方で，フィルムの代替としてモニタ診断が普及した経緯から，使い慣れたモノクロモニタを好む医師もいます。医用モニタを導入する際には，どのような使い方をするのかを考慮しカラーモニタかモノクロモニタかを選択するとよいでしょう。

1.4 ガンマ 2.2 と GSDF では何が違うの？

1) ガンマ 2.2 は管理できますか？

　図 8 に示すように，ガンマ 2.2 と GSDF(Grayscale Standard Display Function) はどちらも LCD モニタの階調特性を示しています。事務用や情報処理用として一般的なパソコンに接続している LCD モニタを汎用 LCD モニタとよぶ場合があります。これは医用画像を表示することを主目的とした医用画像表示用モニタ(または，医用モニタ)とは異なります。大きな違いとしては，汎用 LCD モニタの階調特性が一般的にガンマ 2.2 に近いとされているのに対し，医用モニタの階調特性は GSDF でに較正(キャリブレーション)されていることです。

　ガンマ 2.2 は，LCD モニタが普及する前の表示装置である CRT(Cathode Ray Tube/ ブラウン管) に由来しています。CRT は，内部の電極に電圧をかけて飛ばした電子を蛍光体に当てて光らせます。輝度は蛍光体に当たる電子の量によって決まり，「輝度＝電圧γ」の関係がありました。この γ の値が 2.2 近辺にあったため，階調特性のことをガンマ 2.2 とよぶようになりました。つまり，ガンマ 2.2 は，CRT の発光特性を表したものです。

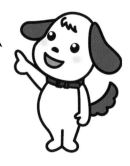

モダリティの操作モニタも
ガンマ 2.2 のモニタが多いね！
検像の時には、GSDF のモニタで
最適な画像にする必要があるので、
注意が必要だね！

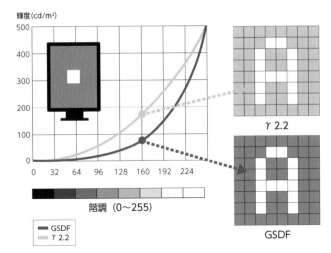

図8　LCD モニタの階調特性とその影響
LCD モニタは，入力された階調に応じて指定の明るさを表示するように作られており，これを階調特性とよぶ。グラフに示すようにガンマ2.2 と GSDF は異なった階調特性をもつ。

　GSDF は，人間の視覚特性が考慮された階調特性であり，医用画像を表示するために DICOM 規格の Part14 で定義されており，視覚的な表示の一貫性を保つことを目的に作られています。光学的な輝度差に関わらず，人が識別できる限界の輝度差を 1JND(Just Noticeable Difference) と定義し，GSDF はすべての階調に対して JND が直線的に増加する(人間の目で同じ差に見える)ように調整されています(図9)。医療機関で画像の一貫性を確保した表示および品質管理を行おうとする場合，ガンマ2.2 で管理を行うことはできません。ガンマ2.2 は人間の視覚特性とは無関係に作られており(図10)，評価する方法や基準が規定されていないからです。GSDF については「医用画像表示用モニタの品質管理に関するガイドライン(JESRA　X-0093)」などのガイドラインに沿って管理することができます。

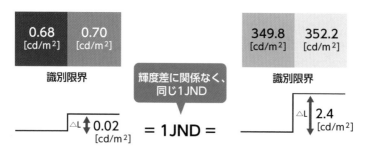

図9 JND とは？

明るさの感じ方を数値化するために作られたものが JND である。JND は輝度差に関わらず，人が識別できる限界の輝度差を 1 JND と決めた。GSDF とは入力階調に対して JND が直線的に増加するようにつくられた階調特性である。DICOM 規格では JND と輝度の変換式が提供されている。

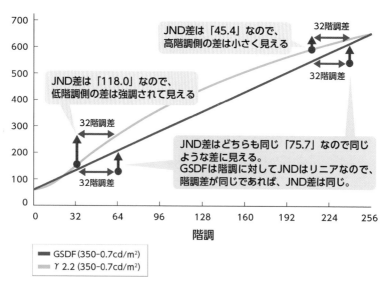

図10 JND でみたガンマ 2.2 と GSDF の差（白の輝度 350 cd/m² ・黒の輝度 0.7 cd/m² の設定）

GSDF は階調差が同じであれば，JND の差も同じになる。上のグラフに示すように 32 階調差であれば，どの階調を基準にしても 75.7JND 差である。ガンマ 2.2 を JND に換算すると，32 階調と 64 階調では 118JND 差あるが，208 階調と 240 階調では 45.4JND 差しかない。つまり，階調によって差が強調されるところと弱められるところがある。

1.5 視野角って何？

第2章1.1で説明したように，LCD モニタは液晶分子のねじれ角度の大小で光の透過量を変えることで，LCD モニタの明るさを制御しています。ただし，LCD モニタを斜めから見たときの液晶分子のねじれ方は，正面から見たときとは違うために光の透過量に違いが生じ，LCD モニタの明るさに影響が出ます。実際に真正面から見ると明るく見えた画像が，斜めから見ると薄暗く見えてしまうのはそのためです（図11a）。この斜めから見た角度を「視野角」とよびます。

視野角が狭いと LCD モニタを見る位置が少しでも変わると見え方が変わってしまうため，正確な診断は難しくなります。また，視野角は液晶パネルの種類によって大きく変わります。主に TN（Twisted Nematic）方式，VA（Vertical Alignment）方式，IPS（In Plane Switching）方式の3つがあり，性能は製品によっても様々ですが，概ね以下のような特徴があります。

- TN 方式：コントラスト比（白と黒の輝度の比）が小さい，視野角が狭い。
- VA 方式：コントラスト比が大きい，視野角はやや狭い。
- IPS 方式：コントラスト比はやや大きい，視野角が広い。

医用モニタは位置によって見え方が変わらないように視野角の広さが重視されるため，IPS 方式の液晶パネルが主流となっています（図11b）。

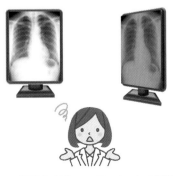

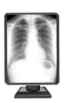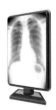

IPS 方式の液晶パネルなら視野角が広いから、多少斜めから見ても見え方が変わらない！

a　視野角が狭い LCD モニタの影響　　b　IPS 方式の液晶パネルの視野角

図11　視野角の影響

2. 医用画像表示装置

2.1 ワークステーションや医用画像表示用モニタは医療機器ですか？

　日本において医用モニタ単体は医療機器という扱いではありません。一方，海外では医用モニタ単体でも医療機器として扱われている国もあります。日本で流通している医用モニタの多くは，海外で医療機器として認証されている機種と同型のため，医療機器に必要な仕様／要件や安全規格を満たしています。

　日本での医薬品医療機器等に関する法規制では，世界規格と同様に「有効性・安全性・品質の維持」を目的として，製品そのものに対する規制と製品を販売する組織に対する規制が設けられています。製品に対する規制ではその製品が持つリスクを生体への接触部位・接触時間・不具合が生じた場合の危険性を判断基準として，クラスⅠ（リスクがきわめて低い）～Ⅳ（リスクがきわめて高い）に分類しています。

　ワークステーションを例にすると，これは主にパソコン，プログラム，医用モニタで構成されており，これらをすべて含んだひとつの製品として，「不具合が生じた場合でも人体へのリスクが比較的低い」と考えられ，クラスⅡの医療機器として認証されています。つまり，医用モニタは医療機器の一部という位置づけになります（図12a）。

　ワークステーションはプログラム単体でもクラスⅡの医療機器として認証が可能です。これを利用する場合，ユーザーは仕様や取り扱い上で必要な注意等が書かれた添付文書に従って医用モニタやパソコンを選ぶ必要があります（図12b）。

なお，医用モニタ単体では医療機器ではありませんが，日本医学放射線学会（JRS），日本乳がん検診精度管理中央機構（精中機構）などから発行されているガイドラインにも示されているように，医用画像の表示状態が画像診断に影響を及ぼしますので，医用モニタの品質管理を行うことは重要です。

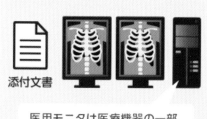

a　医療機器 ケース 1

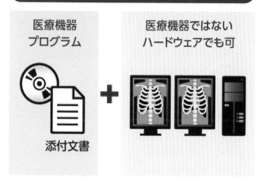

b　医療機器 ケース 2

図12　ワークステーションの構成

2.2 ノートパソコンや汎用 LCD モニタで画像診断してはいけないの？

　医師が画像診断に使用する医用モニタについて法律で明確に規定されていませんが，日本医学放射線学会 (JRS) から発行されている「デジタル画像の取り扱いに関するガイドライン 3.0」にはモニタ診断についての基本的な考え方やノートパソコンを使用する場合の注意事項が書かれています（表 1）。

表 1　デジタル画像の取り扱いに関するガイドライン 3.0 より抜粋

2．モニタ診断
モニタの解像度，輝度，表示階調特性などは，表示部位や診断内容に応じて，適切なものを選ぶ必要がある。どのような階調特性であっても，適切にキャリブレーションされた状態のモニタを使用することが重要である。
（注）品質管理の観点から考えると，モニタは人間の視覚特性を考慮した DICOM PS14（GSDF : Grayscale Standard Display Function）にキャリブレーションされることが望ましい。GSDF でキャリブレーションされたモニタは，ガイドラインなど（例 JESRA X-0093）で品質管理方法が確立されているからである。
Appendix C（Informative）ノートパソコンやタブレット端末の使用について
ノートパソコンやタブレット（モバイル）端末は，画像参照用や緊急時に限定して使用されるべきである。
使用する際には，画像表示の一貫性や情報の安全性を担保するために以下のような要件の遵守が求められる。
1．診断用ワークステーションの使用ができない場合においてのみ使用する。
2．外光や明るい照明の下では使用を避ける。
3．情報のセキュリティーが確保されている環境で使用すること。
4．表示性能は，適切にキャリブレーションされ管理されていること。

　ノートパソコンや汎用 LCD モニタは，医用画像を表示して診断することを想定した製品仕様にはなっていないため解像度や輝度などの要件を満たしていない場合があります。また，医用モニタでは，どの医用モニタで見ても人間の目に同じように画像が見えるようにキャリブレーションできますが，ノートパソコンや汎用 LCD モニタには品質を維持するために必要なキャリブレーション機能も含め考慮されていません。したがって，ノートパソコンや汎用 LCD モニタを用いて画像診断を行ってはいけないわけではありませ

んが，少なくとも画像診断に適しているとはいえません。

　代表的な医用モニタと汎用 LCD モニタとの比較を**表 2**にまとめました。これらを見れば，ノートパソコンや汎用 LCD モニタを診断に用いる際のリスクがわかると思います。

表 2　代表的な医用モニタと汎用 LCD モニタの比較 *

<table>
<tr><th colspan="2"></th><th>医用モニタ</th><th>汎用
LCD モニタ</th><th>汎用 LCD モニタの
具体的な問題</th></tr>
<tr><td rowspan="5">機能面</td><td>階調特性</td><td>GSDF</td><td>製品によって異なる</td><td>・階調によって画像の見え方が異なる（見えにくい階調がある）。
・推奨される管理方法がない</td></tr>
<tr><td>輝度安定化回路</td><td>あり</td><td>なし</td><td>・経年劣化や温度によって輝度が変化し，画像の見え方が異なる。</td></tr>
<tr><td>輝度均一性補正機能</td><td>あり</td><td>なし</td><td>・画面の表示位置によって画像の見え方が異なる。</td></tr>
<tr><td>品質管理用ソフトウェア対応</td><td>あり</td><td>なし</td><td>・輝度や階調の測定など医用モニタの品質に対する管理ができない。</td></tr>
<tr><td>キャリブレーション機能</td><td>あり</td><td>なし</td><td>・経年劣化や指定の輝度に対して適切な階調や輝度に調整できない。</td></tr>
<tr><td rowspan="4">精度・保証面</td><td>出荷検査
（JESRA
X-0093）</td><td>あり</td><td>なし</td><td>・規格に沿って医用モニタとしての品質 / 精度が確認されていない。</td></tr>
<tr><td>推奨輝度設定</td><td>あり
(L_{max}, L_{min})</td><td>なし</td><td>・寿命や性能を考慮した適切な設定がわからない。</td></tr>
<tr><td>推奨輝度における長期保証</td><td>あり</td><td>なし</td><td>・輝度劣化が著しい場合，買い替えが必要になる。</td></tr>
<tr><td>安全規格</td><td>医療規格用</td><td>情報機器用</td><td>・電磁波の影響を受け，ノイズや点滅などが起こりやすい。</td></tr>
</table>

* 製品によって異なる場合があります。

2.3　高精細モニタって何？

　医用画像表示にLCDモニタが使われるようになった初期のころは，汎用
LCDモニタに対して解像度が高いLCDモニタが使われていたことから「高
精細モニタ」といった呼称が使われていました。しかし，解像度はひとつの
特徴にすぎませんので，「医用画像表示用モニタ」，または「医用モニタ」と
よぶことを推奨します。

　医用モニタの解像度は，表示部位や診断内容に応じて，適切なものを選ぶ
必要があります。なお，医用モニタの画面サイズが大きいからといって解像
度が高いというわけではありません。

　学会や日本乳がん検診精度管理中央機構（精中機構），厚生労働省から推
奨する（または必須）とされている解像度や台数構成が提案されていますの
で，表3に紹介します。学会では研究や実験によって得られた結果（エビデ
ンスを含む）を基に提案しており，精中機構の評価基準や厚生労働省の通知
では効率的な面も考慮していると考えられます。実際には，医療機関で医用
モニタを導入するためにかかる費用，医用モニタを設置するために必要なス
ペース，品質管理のための人員や体制などの様々な課題があります。医療機
関ごとに十分に検討してください。

表3　各団体の医用モニタの推奨解像度と面数

診断画像	出典	内容
マンモグラフィ	日本乳がん検診精度管理中央機構（精中機構）ソフトコピー施設画像評価検討委員会 必須事項の修正（2015年）	・5 MP 以上（解像度：2560×2048,画素ピッチ：165μm 相当）のマンモグラフィ用モニタ2面とサブモニタ ・1面モニタの場合は，モニタ2面と同等の解像度を有すること。
	日本医学放射線学会(JRS)デジタル画像の取り扱いに関するガイドライン3.0（2015年）	デジタル乳房X線画像診断において液晶モニタはデジタルハードコピーに代替可能である。 （注）確認した液晶モニタは前述の管理グレード1を満たす5 M（2048 x 2560）であり，適切な画像処理（拡大・階調処理など）操作を加えた場合である。
じん肺標準X線	厚生労働省基準局じん肺標準エックス線写真集フィルム版及び電子媒体版の取り扱いについて（2011年）	・2面モニタを用いることが望ましい。 ・解像度は3メガピクセル（1536×2048ピクセル）以上であることが望ましい。
胸部X線画像	日本医学放射線学会(JRS)デジタル画像の取り扱いに関するガイドライン3.0（2015年）	胸部X線画像診断において1 M 以上のモニタであればフィルムに代替して使用することができる。

2.4 　医用モニタと表示画像の解像度の関係は？

　まずは，表示する画像がどれくらいの情報量（解像度）で構成されている
かを確認しましょう。医用モニタの解像度が表示画像の解像度よりも低い場
合には注意が必要です。図 13 は 2048 × 2048 の画像を 3 種類の解像度の医
用モニタでピクセル等倍表示したときの画面を示しています。画像を縮小・
拡大しないで医用モニタに画像を表示（ピクセル等倍）すると，図に示すよ
うに画像全体を表示しきれず，画像が欠けた状態になります。逆にこの状態
で画像全体を医用モニタに表示させる場合，ビューワーの機能によって縮小
処理され，一見同じように見えますが元の画像とは違った表示になります。
縮小率を上げると，さらに元画像との相違が大きくなり，必要な箇所が見え
にくくなる可能性があります。

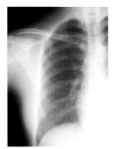 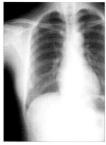 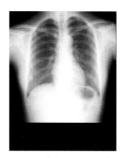

2Mモニタ（1200×1600）　　3Mモニタ（1536×2048）　　5Mモニタ（2048×2560）

図 13　2048 × 2048 の胸部 X 線画像のピクセル等倍表示
2048 × 2048 の画像を縮小しないで 2 M モニタに表示すると，胸部画像は大幅に欠けた
状態で表示される（左図）。3 M モニタでも全体をみることはできない（中央図）。5 M
モニタでは画像全体を表示することができる（右図）。2 M モニタや 3 M モニタで 5 M
モニタのように全体表示をさせた場合，ビューワーによって縮小処理が行われて表示さ
れる。

もう少し詳しくこの理由を説明します。図14を見てみましょう。

　4×4ピクセルの画像があります。赤いピクセルと緑のピクセルが示されています。3×3ピクセルの画像に縮小すると，赤と緑のピクセルに重なる部分などが出ます。これが，元画像と相違が発生する要因です。したがって，医用モニタを選ぶときは，あらかじめ表示したい画像の解像度を知り，縮小による影響を把握しておくことが重要になります。

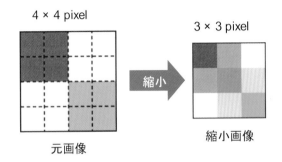

4 × 4 pixel

3 × 3 pixel

縮小

元画像

縮小画像

図14　補間処理の例

左図のように赤，白，緑で色分けされた4×4ピクセルの画像があったとする。これを3×3ピクセルに縮小すると右図のように階調が処理される。赤や緑の色が薄くなったり，重なる部分が出たりして元の画像とは異なる箇所ができる。

2.5　医用モニタはどうやって選ぶの？

　前項で述べたように医用モニタを選定する場合には，表示する画像にあった解像度を持つモニタを選択する必要があります。また，GSDF への対応やカラーモニタかモノクロモニタかについても同様です。例えば，胸部 X 線画像を表示する場合は，日本医学放射線学会 (JRS) デジタル画像の取り扱いに関するガイドライン 3.0 に示されるとおり 1M 以上の解像度と GSDF への対応が求められます (表 1 参照)。

　マンモグラフィを表示する場合は，5 M 以上の解像度と GSDF への対応が求められます。ただし，どちらもカラーモニタである必要はありません。

　日常的にモノクロ画像だけでなくカラー画像も表示するのであればカラーモニタを選ぶことになります。ただ，その際は表示画像によって階調特性をガンマ 2.2 と GSDF とを使い分ける必要があります。カラー画像はガンマ 2.2，モノクロ画像は GSDF での表示を前提に画像が作られているからです。適切に使い分けないと見え方が大きく変わってしまうので注意しましょう。医用モニタの機種によってはカラー画像を検出してそのエリア内だけガンマ 2.2 にするものもあり，それらを活用する方法もあります。

　次に，読影に使用される医用モニタは表示品質が常に安定していることが重要です。その管理のために表示特性を調整するキャリブレーション機能や，テストパターンの表示や試験といった品質管理を行う機能を搭載した医用モニタの選択が望ましいといえます。

　また読影時には，2 枚の画像を比較するために 2 面構成が求められることがあります。モニタメーカーによっては画面の色合いの近い医用モニタを 2 台ペアで購入できることもありますので，問い合わせてみてもよいでしょう。

　これらのことをよく検討して，表示する画像，品質管理，設置環境などを考慮し最適な医用モニタを選びましょう。また，医用モニタは常に進化していますので，医用機器の展示会などでモニタメーカーのブースを訪ねたり，パンフレットやウェブサイトを参照したり，最新の情報を収集することをお勧めします。

3. 医用モニタの品質管理

3.1 医用モニタの品質管理のガイドラインの管理グレードって何ですか？

　医用画像の適切な表示品質や安全性の向上を図ることを目的として，医用モニタの品質管理に必要な用語の説明や考え方，試験方法，品質管理の基準や体制などがまとめられた「医用画像表示用モニタの品質管理に関するガイドライン（JESRA X-0093）」があります。このガイドラインには医用モニタの最大輝度・輝度比・コントラスト応答を基準としてどの程度の性能で医用モニタを管理するかの基準となる管理グレードが示されています。JESRA X-0093 は 2017 年に改正され，最大輝度が高い管理グレードが 1 つ追加されました。2019 年現在の管理グレードは**表 4** のようになっています。

表 4　管理グレードの種類

管理グレード		最大輝度 Lmax（cd/m²）	輝度比 Lmax/Lmin	コントラスト応答 Kδ（%）
1	A	≧ 350	≧ 250	≦ ± 10
	B or 省略	≧ 170	≧ 250	≦ ± 15
2	－	≧ 100	≧ 100	≦ ± 30

　では医用モニタの品質管理を行う場合，どのグレードで管理するのがよいでしょうか。管理グレード 1 は診断用モニタ，管理グレード 2 は参照用モニタと誤解されることがありますが，管理グレードは医用モニタの用途で分類するのではなく，その医用モニタで表示する画像が何かを考慮して決めるのがよいでしょう。

　管理グレードを決める際に参考にするものとして，日本医学放射線学会（JRS）から発行されている「デジタル画像の取り扱いに関するガイドライン

3.0」などがあります。JRS のガイドラインでは，JESRA X-0093 による品質管理を推奨していますが，管理グレードは指定されていません。ただし，「確認した液晶モニタは，日本画像医療システム工業会の「医用画像表示用モニタの品質管理に関するガイドライン（JESRA X-0093）」でいう管理グレード1 を満たすモニタである」という記載があるため，一般的に診断用には管理グレード1 を満たす医用モニタが選ばれる傾向にあります。「2.1.3 胸部 X線画像診断用モニタ」の項では，「モニタの最大輝度は 350 cd/m² を推奨する」との記載があり，これを満たすには，管理グレード 1A を選択することが望ましいと考えられます。推奨されている基準は各団体の実験や研究による結果から示されているので，これらを踏まえて医療機関で検討し，どの医用モニタをどのグレードで管理するかを決めましょう。

JESRA X-0093 対応を謳っている医用モニタには，管理グレードが明示されており，モニタメーカーから出荷試験のデータを入手することができます。購入の際には対応管理グレードを確認するとよいでしょう。

3.2 劣化って何ですか？

LCD モニタの劣化について代表的なものとして輝度の低下があります。LCD モニタの画面の輝度変化には，起動時や温度などの影響によって短時間で起こる変化とバックライトなどの構成部品の経年劣化によって起こる長期的な変化があります。医用モニタでは，**図 15a** の構成例に示すようにバックライトの明るさの変化をセンサーで検出し，リアルタイムで補正していますので（輝度安定化回路），画面は安定した輝度で表示されています。しかし，この補正の役割を担っている輝度安定化回路も長期の使用によって補正に限界が出てきます。たとえば **b** に示すように回路が動作していたとしても液晶パネルが出せる最高の輝度が設定したい輝度を下回ってしまえば，もはやこれ以上の補正はできなくなります。

LCD モニタは多くの構成部品を高度な技術で精密に組み合わせることによって作られていますが，経年劣化によってその精密さが損なわれると，画

面全体の輝度の均一性，階調特性などが徐々に変化していきます。これらの変化を検知するためには，適切なテストパターンで確認することや測定結果から客観的に判定することが重要です。「医用画像表示用モニタの品質管理に関するガイドライン（JESRA X-0093）」の 6.7. 目視試験や，同じく 6.8. 測定試験に沿って専用の機器を用いて判定することができます。

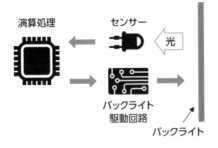

セット内部のセンサーでバックライトの明るさを常時監視。変化が検出された場合、その変化分を打ち消すようにバックライトの光を調整している

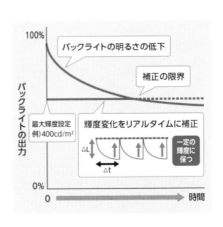

a　構成例
b　動作例

図 15　輝度安定化回路の原理

設定された最大輝度のときのバックライトの明るさを記録する。センサーは常にバックライトの光を検出しており，記録された明るさから変化があった場合，その変化分を打ち消すようにリアルタイムでバックライトを調整する。この補正機能により画面上は常に設定どおりの最大輝度に維持されている。また，この補正を長期的な観点で見た場合，バックライトの明るさの低下を補正していることになる。バックライトの明るさの低下がさらに進み，LCD モニタの画面上で設定された最大輝度が出せなくなると，補正機能が正常に動作しないため，バックライトの明るさの低下とともに LCD モニタの最大輝度も低下していく。

3.3 画面にムラがありますが，どうして？

　ムラには，画面全体における傾向的な輝度の変化（不均一性）を表す場合と局部的に生じている急激な輝度の変化（局部的なムラ）を表す場合があります（図 16）。

1）不均一性

　図 16a のように医用モニタの画面全体で輝度が均一であることが理想ですが，バックライトの配置とその光の拡散の度合い，数百万以上ある画素の大きさや液晶の制御などをすべて考慮して均一にすることは非常に困難です。LCDモニタには輝度の不均一は常に存在するものと理解してください。

　一般的に図 16b のように，画面の中央部が明るく周辺部が暗いという傾向があります。もしそのような傾向の輝度の不均一が顕著にある医用モニタで読影を行うと，同じ画像でも中央に表示した場合と周辺に表示した場合とで，画像の見え方が異なることになります。そのため，輝度の均一性を測定し，医用モニタとして適切なレベルであることの確認が必要になります。輝度の均一性を確認する方法としては，「医用画像表示用モニタの品質管理に関するガイドライン（JESRA X-0093）」の目視試験の項にある 6.7.5. 輝度均一性評価試験を参照してください。

　なお，医用モニタには輝度の均一性を補正する機能を搭載したモデルもありますので導入の際には確認することを推奨します。

2）局部的なムラ

　図 16c のような急激な輝度の変化は，物理的な強い力や経年劣化によってバックライトなどの構成部品や構造が異常な状態になったため生じています。例えば，光学シート（バックライトの光を画面全体に行き渡らせるためのシート）の歪や液晶の不純物によってムラが生じます。局部的なムラがある場合には正確な画像表示ができず，読影に支障が出ますので，できるだけ早く医用モニタを交換することを推奨します。

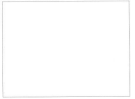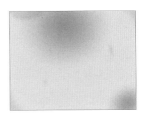

a　均一な画面　　　　　　　b　不均一な画面　　　　　　c　局部的なムラ

図 16　ムラの例

3.4　色度って何ですか？

　色度とは色合いを2次元の座標で表現したもので，図 17 のような CIE（国際照明委員会）の xy 色度座標で表現することが最も普及しています。測定には色度計を使いますが，実際は色度だけを測定できる測定器はなく，"色度も測定できる輝度計" として販売されています。

　「医用画像表示用モニタの品質管理に関するガイドライン（JESRA X-0093）」においては，色の評価には xy 座標をそのまま使用するのではなく，次の式を使って u'v' に変換して評価を行います。

　u' = 4x/（− 2x + 12y + 3）

　v' = 9y/（− 2x + 12y + 3）

　色の違いは座標上の距離（長さ）で示しますが，xy 座標では同じ長さであっても色によって人間の感覚と異なることがわかっています。図 18 左図に示す楕円は xy 座標上で人が同じ色だと感じる範囲を示しています。例えば，緑色付近だと差がわからない長さでも，青色付近だと大きく違うように感じるということが起こります。この同じ長さでも色の違いによって生じる人間の感覚とのずれを図 18 右図のように改善したものが，u'v' 座標で，これを均等色空間とよびます。

　医用モニタの品質管理に均等色空間の座標を使うことで，色を気にせず，同じ判定基準で評価を行えます。

　ただし，これらの判定基準よりも人間の目の方が感度が良いため，判定と

しては許容範囲であっても異なった色味と感じる場合があります。

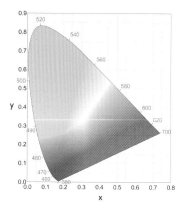

図 17　xy 色度図（CIE 1931）と色のイメージ

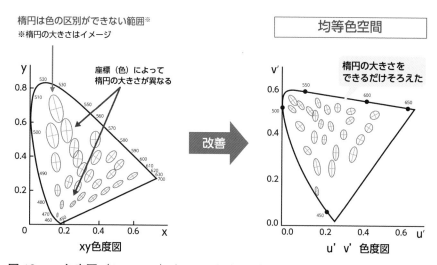

図 18　xy 色度図（CIE 1931）と u'v' 色度図（CIE 1976）の比較

3.5　部屋の明るさは読影に影響しますか？

　部屋の明るさは画像の視認性に影響を与えるため，適切な明るさに調整しないと読影に影響を与えてしまいます。影響を与える要因として「人間の目の特性」と「医用モニタの画面上の反射」が考えられます。

　目には「順応」とよばれる生理現象があり，明るさに合わせて目の感度が自然に調整されます。目は「順応」している明るさ付近のコントラストの識別能力が最も高く，急激な明るさの変化があった場合，その明るさに慣れるまでに時間がかかります。

　医用モニタの画面は明るい部屋であるほど環境光の反射によって画面全体がうっすらと明るくなり，画像の暗部が見えにくくなります。さらに照明や外光などが画面に映りこむことによって画像の見え方が変わってしまうこともあります。反射の影響をなくすためには真っ暗な部屋で読影することが考えられますが，実際には難しいため，できるだけ薄暗くなるように読影室などの環境を整備し，一定の明るさに管理することが望ましいといえます。

　また，ある程度明るい環境で読影をする場合に，環境輝度を含めて医用モニタをキャリブレーションする方法があります。この方法により明るい環境でも画像表示の一貫性を確保することができますが，環境光を一定に保つように管理する必要があります。現実的に，外来診察を行う場所で，このような環境を整備することは難しいかもしれませんが，医療現場の責任として努力しなくてはいけません。

　画面の映り込みについては，医用モニタの表面処理によってある程度は軽減されていますが，窓からの光や照明器具が画面に映り込むようなことは避けるようにしてください。

　医用画像表示用モニタの品質管理に関するガイドライン（JESRA X-0093）」の 2017 年の改正では，不変性試験の基準値作成において，定期試験と同等の項目を実施し，目視による環境光への影響を確認することを推奨しています。

3.6 キャリブレーションをしないとどうなるの？

　キャリブレーションを実施せずに使用することは，不適切な表示状態で画像診断を行っていることと同意であり，最悪診断を誤ることもないとはいえません。たとえば，適切に管理された医用モニタならば表示できる画像が表示されないといったことが生じる可能性があります。

　具体的な現象としては，バックライトや液晶パネルの劣化により最大輝度の低下，低階調領域が判別できなくなる「つぶれ」とよばれる現象，**図 19a** のような GSDF が維持できない状態などがあり，画像表示の一貫性が保たれなくなります。これらの現象は「医用画像表示用モニタの品質管理に関するガイドライン（JESRA X-0093）」の使用日ごとの試験または不変性試験の測定にて検出することができます。これらの現象を**図 19b** のような正常状態に修復するための行為がキャリブレーションです。

　キャリブレーションの結果が問題ない範囲であっても測定結果を確認し，前回の試験結果と比較し，変化が大きい場合や正常範囲から逸脱しそうな値の場合には，モニタメーカーに問い合わせたり，再度キャリブレーションを実行したりして品質の維持に心がけることが必要です。特に Δ L max（最大輝度の目標値からの輝度変化率）がマイナス方向に 7 ～ 8% 以上になっている場合は注意が必要です。

　なお，キャリブレーションを実行しても目標とする最大輝度が取れない，階調特性のつぶれが解消できない場合には，医用モニタの交換を検討する必要があります。

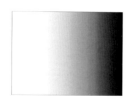
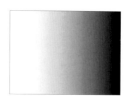

a　キャリブレーション前　　　b　キャリブレーション後

図 19　キャリブレーションの効果（階調特性）

3.7 どうしたら医用モニタは長持ちしますか？

　医用モニタの寿命に最も大きく影響するのは，液晶パネルのバックライトの劣化です。LCD モニタは表示が明るい画像でも暗い画像でも，バックライトは同じ明るさで点灯しています。つまり，スクリーンセーバーが動作しているときでもバックライトは点灯したままですので，バックライトの劣化を抑える効果はありません。

　よって，医用モニタを長持ちさせるためには，使用しない時にこまめに医用モニタの電源を OFF にすることが効果的です。

　多くの医用モニタには映像信号が入力されないときに自動で電源を OFF にする機能（スリープ機能）が搭載されていますので，パソコンの OS に備わっている電源管理の設定と連動させることで，電源を切る手間を省きながら，医用モニタの使用時間を最低限に抑えることができます。また，医用モニタの一部の機種には人感センサーが搭載されており，人が医用モニタの前にいないことを検出し，電源を OFF にする機能を持つ製品もあります。

　施設内の医用モニタには，使用頻度の高いものと低いものが存在すると考えられます。医用モニタの品質管理を行うことで劣化具合を把握し，医用モニタの配置替えを行うことによって，使用頻度の偏りをなくし，施設内全体の医用モニタの寿命を延ばすことができます。

　そのほか，医用モニタの画面をペンなどで突くことがないよう注意を促したり，マニュアルに従って画面の清掃を行ったりすることも長持ちさせるためには大切なことです。

3.8　定期点検はどのように行えばよいでしょうか？

　医用モニタの品質管理を行うことが必要と感じていても実施できていない医療機関はまだまだ多くあります。原因としては，計測用の測定器や品質管理用ソフトウェアを購入できない，評価の方法を知らない，担当する部署が決まっていない，品質管理を行うための時間や経費，手間がかけられないなど，必要な費用，人的リソース，職場における理解の不足などがあげられます。

　この項では，品質管理は難しい，とても時間がとれないと思っている人にまずは簡単な項目を半年または年1回程度，定期点検として実施していただくという目的で品質管理を行うためのツールと方法を紹介します。

　医用モニタに求められる最小限の要件として以下の5項目があります。

1. 画面にチラつきがないこと
2. 輝度のムラがないこと
3. アーチファクトがないこと
4. モノクロ，カラーモニタに係わらず黒から白までのグレースケールを滑らかに表示できること
5. 5%，95%のそれぞれのパッチが視認できること

　上記1〜5の項目は，「医用画像表示用モニタの品質管理に関するガイドライン（JESRA X-0093）」の不変性試験で目視によって評価ができる項目です。

　目視試験は，図20のTG18-UN80パターン（項目1. 2.）や図21のTG18-QCパターン（項目3〜5.）などを画面に表示することで評価することができます。

　特に胸部X線やマンモグラフィなどの放射線画像を表示する医用モニタでは，低コントラスト部分の識別能が重要となります。さらに医用モニタの設置環境の明るさが適切であることも重要です。これらのテストパターンは，日本画像医療システム工業会（JIRA）がウェブサイトに用意していますので，

無償でダウンロードして利用することができます。テストパターンは，DICOM ファイルと BMP ファイルを提供していますので，PACS の中にサンプル画像として用意して始業時や定期点検時にビューワーで表示して確認したり，画像表示するパソコンのデスクトップ背景として利用したりして日常の品質管理に利用することができます。

　対象となる医用モニタの輝度を測定する場合には輝度計が必要になりますが，測定値を入力するだけで GSDF の精度や輝度などの判定ができる Excel ファイルも JIRA のウェブサイトからダウンロードすることができます。

　このように品質管理用ソフトウェアや測定器が手元にない施設であっても，JIRA のウェブサイトからテストパターンを用意し，まずは目視による簡単な医用モニタの画像表示品質の確認からトライされてはいかがでしょうか。なお，JESRA X-0093 に基づいた正確な品質管理を行いたい場合は，モニタメーカーやシステムベンダーに相談することをお勧めします。

図 20　TG18-UN80 パターンと確認項目

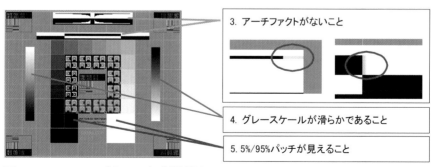

図 21　TG18-QC パターンと確認項目

付録：【用語解説】

Lmax 最大輝度。入力信号が最大値（255 階調：8bit 時）のときの使用状態での画面中央の輝度を示す。カタログや仕様書等に示されているようなモニタが出力できる最高の輝度という意味ではない。

Lmin 最小輝度。入力信号が最小値（0 階調）のときの使用状態での画面中央の輝度を示す。

環境輝度 環境光（照明や太陽の光など）がモニタ画面で反射されることによって発生する輝度のことで L amb という記号で示す。モニタの電源を OFF にし，望遠型の輝度計を用いて画面のセンター部を測定する。

輝度計

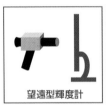
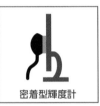

画面の明るさのこと
輝度（cd/m²）

望遠型輝度計　密着型輝度計

LCD モニタの明るさのことを輝度（cd/m²）と呼び，輝度計で測定する。輝度計には望遠型と密着型がある。
輝度は画面の明るさなので，距離に依存しないため，どちらの測定器でも同じ値になる（環境光の影響や個体差は除く）。

輝度比 輝度比＝（最大輝度＋ L amb）/（最小輝度＋ L amb）。L amb（環境輝度）を含まない状態で品質管理をする場合は，L amb = 0 cd/m² とする。

キャリブレーション 光学センサー等（輝度計など）を用いてモニタの階調特性を目標と一致するように調整すること。カラーモニタにおいては色の調整も含む。

コントラスト応答 GSDF の精度を確認するための評価方法で，誤差率が小さいほど理想的な GSDF カーブに近いことを示す。0 ～ 255 階調までの15 階調とびの計 18 点の輝度を測定し，実測値と理論値との誤差率を 2 点間のコントラストを活用して求める。

ワークステーション 表 A 参照

表 A　汎用画像診断装置ワークステーションの定義

汎用画像診断装置ワークステーションの定義	デジタル X 線装置，X 線コンピュータ断層撮影装置（CT），透視検査装置，磁気共鳴画像（MRI）装置，ガンマカメラ，PET 装置，SPECT 装置などの画像診断装置とともに使用するよう設計されている独立型の汎用画像処理ワークステーションをいう。ハードの種類，構成は問わない。PACS 装置のコンポーネントの 1 つと見なされることがある。通常，画像装置を直接操作するためのコントロールを備えていない点で，オペレータコンソールとは異なる。本品は，オンラインとオフラインの双方でデータの受渡しが可能であり，一般にオペレータコンソールから離れた場所に配置されている。各画像装置で収集された患者の画像や情報をさらに処理したうえで，表示する機能を提供できる機器構成になっている。病態に係わる判断，評価または診断を行うための情報を提供する機能を有するものに限る。
汎用画像診断装置プログラムの定義	汎用画像診断装置ワークステーションを構成するプログラムであり，得られた情報をさらに処理して診断等のために使用する医療機器プログラム。当該プログラムを記録した記録媒体を含む場合もある。

【参考文献】

1）日本医学放射線学会（JRS）デジタル画像の取り扱いに関するガイドライン3.0（2015年）

http://www.radiology.jp/content/files/20150417.pdf

2）日本乳がん検診精度管理中央機構（精中機構）ソフトコピー施設画像評価検討委員会 必須事項の修正（2015年）

https://www.qabcs.or.jp/archives/005/201512/20151210HPsoftcopy.pdf.pdf

3）厚生労働省基準局じん肺標準エックス線写真集フィルム版及び電子媒体版の取り扱いについて（2011年）

http://joshrc.org/~open/files2011/20110926-002.pdf

4）日本医療画像システム工業会（JIRA）医用画像表示用モニタに関する品質管理のガイドライン（JESRA X-0093*B-2017）

http://www.jira-net.or.jp/publishing/files/jesra/JESRA_X-0093B_2017.pdf

5）DICOM（Digital Imaging and Communications in Medicine）

DICOM Part 14: Grayscale Standard Display Function

https://www.dicomstandard.org/current/

逆引き
DICOM Book Plus

第3章　セキュリティ

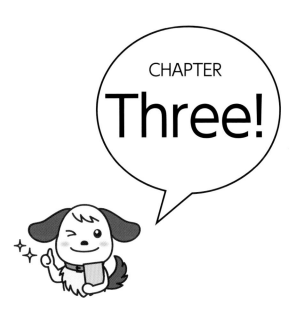

CHAPTER
Three!

1. 医療機関が特に考慮すべき要件

1.1 セキュリティ要件で読むべきドキュメントは？

　セキュリティに関して，これだけを読めばいいというドキュメントは存在しません。セキュリティの脅威は，新聞報道にも多くとりあげられるようになりましたが，巧妙化，高度化しています。また，医療機関では，IT技術の発展に伴い，多くの機器がネットワークに接続され，複雑化しています。

　まずは，厚生労働省発行「医療情報システムの安全管理に関するガイドライン（以下，安全管理ガイドライン）」の最新の版を読むことをお薦めします。本書には，医療機関の状況を踏まえ，医療情報を扱ううえでの制度上の要求事項，考え方，最低限のガイドライン，推奨されるガイドラインが整理して記載されており，常に最新の状況になるように改訂が続けられています。

　さらに，医療機関においてもセキュリティを確保，維持するため，さまざまなルールが定められドキュメントも含め整備されています。例えば，患者のデータの持ち出し，USBメモリ等のUSBデバイスや個人あるいは支給されたPC等の使用，機器の医療機関外への持ち出し等に関して，それぞれルールが決められています。ご自分の施設のルールについても確認してください。また，決められていないならば，上記安全管理ガイドラインを参考に定めることを推奨します。

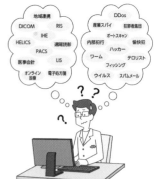

1.2　院内ネットワークをインターネットに繋げたいのですが

　インターネットは広く使われて，非常に便利なものになっています。しかし，医療機関の内部ネットワークと外部インターネットとを接続すると，メール等の誤送信や不十分なセキュリティ状態での送信による盗聴，外部からの不正アクセスによる患者データの漏えい，医療機関内のコンピュータ，医療機器，医療情報システムのデータの改ざん，機器の誤動作等が発生するといったリスクがあります。万が一，データの漏えいが生じた場合，患者に対し多大なる迷惑をおかけするだけでなく，医療機関の信頼も落とすことになります。

　接続する際には，医療機関内のネットワーク管理および医療に関する知識や経験を有する信頼できる専門家にご相談してください。

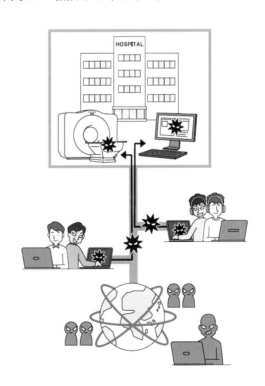

1.3 無線 LAN を使うときに注意すべきことはありますか？

　無線 LAN は，電波を用いてネットワークに接続するため場所に縛られることなく利用できます。しかし電波であるため，その電波の傍受等によって，患者のデータの盗聴や改ざんばかりでなく，無線 LAN のアクセスポイントから不正に医療施設内の端末に進入されるリスクがあります。さらに，電波干渉による通信障害等により電子カルテを病室で利用できなくなるといった脅威が存在します。そのため，無線 LAN の適切なセキュリティ設定による盗聴や不正アクセスへの対策を行う必要があります。

　また，無線電波により重大な影響を被るおそれのある機器等（電子レンジ，LED 照明器具，保安監視カメラ，ナースコール集合装置等）の周辺での利用は，通信障害が発生するおそれがあるため十分注意して使用する必要があります。無線 LAN の利用に関して守るべき事項については，安全管理ガイドラインの「6.5 技術的安全対策」に記載があるのでご覧ください。

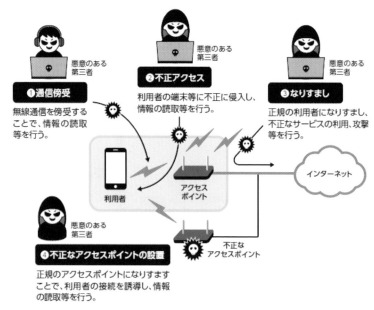

図 1　無線 LAN 使用時の脅威例

　不正ソフトウェア対策としては，ウイルス対策ソフトの導入は効果的で
あり，不正ソフトウェアの検出と除去が期待できます。ただし，医療機器や
医療情報システムへのウイルス対策ソフトの導入に際しては，機能障害など
動作に影響が出るおそれがありますので，機器の納入業者にお問い合わせく
ださい。

　通常，ウイルス対策ソフトは，常に最新のパターンファイル（定義ファイ
ル）を取り込む必要があります。インターネットに接続されている環境では，
自動的に取り込むことも設定等で可能ですが，病院等はインターネットに接
続してない環境の場合が多く，パターンファイルを取り込む方法の手順
（USB メモリを媒体としてパターンファイルをインターネットからダウン
ロードし該当 PC にアップデートする等）も考慮してください。

　さらに，医療機器や端末のウイルススキャンを行う時間設定にも気をつ
ける必要があります。医療機器や医療情報システムを使用している最中にウ
イルススキャンが動作すると，動作速度が低下する等機能に影響が生じ診療
自体に影響を及ぼす可能性があります。最悪の場合，その医療機器，医療情
報システムがその期間使えなくなることがありますので注意が必要です。

　また，ウイルス対策ソフトは，既知のウイルスを検知し除去するだけで
あり，最新のウイルスの検知やウイルス以外の不正アクセス，ウイルスの侵
入を防止すること等はできません。したがって，ウイルス対策ソフトは，不
正ソフトウェア対策に効果的なツールですが，これだけでは不十分であるこ
とを理解してください。なお，ウイルス対策ソフトには未知のウイルスに対
応したものもありますので，導入の可否も含め検討してください。

第3章　セキュリティ

1.5　ウイルスの感染経路にはどのようなものがありますか？

　コンピュータウイルスは，ネットワーク経由で感染するだけではなく，USB メモリ，CD/DVD メディア等の可搬媒体（持ち運び可能な記憶媒体）からも感染し，実際の被害も多く報告されていますので注意してください。

　USB メモリ等は，必要最低限の使用になるように心がけてください。使用するに際し医療機関で使用に関するルールが定められている場合は，それに従ってください。個人所有の USB メモリや CD/DVD メディア等の使用を禁止しているケースもあります。出所が不明な USB メモリや CD/DVD メディア等は使用しないでください。

　たとえば，以下のケースのように医療機関において許可された使用以外で用いた媒体（USB メモリ，CD/DVD メディア等）の取り扱いについては，医療機関のネットワークに接続されていない PC 等を用い，最新のパターンファイルによりウイルススキャンを実施してから，医療機関のネットワークに接続されている PC や医療機器，医療情報システム等で使用するようにしてください。

1) 医療機関外の場所で使用したもの。
2) 医療機関が管理していない機器（例：個人所有の PC）で使用したもの。
3) 他の医療機関や団体などから送付されたもの（診療情報の交換等を目的としたものを含む）。

　コンピュータウイルスへの対策については，安全管理ガイドラインの「6.5 技術的安全対策」に記載があるのでご覧ください。また，JIRA 発行の「画像診断ワークステーションのウイルス対策ソフトに関するガイドライン（JESRA TR-0035）」も参考になります。

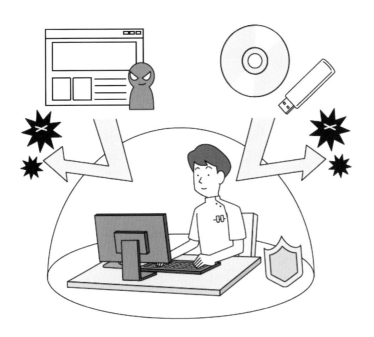

2. 診療データを扱う場合の注意事項

2.1　院外にデータを持ち出すときの注意点を説明してください

「メーカーが不具合の原因究明のために，データ（患者情報）を持ち帰りたいと言ってきました。どう判断したらいいでしょうか？」

　まず，このようなケースの場合にどのように対応するのかを取り決めた手順書や運用管理規程，あるいは該当する業者との保守等の契約内容について確認をしてください。

　データを記録している USB メモリ等の可搬媒体や PC・スマートフォン等の情報機器等を用い院外にデータを持ち出すことは，機器等の盗難や紛失等に繋がりデータ漏洩のリスクが高まります。

　しかし，データの持ち出しをまったく禁じることはできないため，データを持ち出す場合の手順を明確に定める必要があります。手順を定めるにあたっては，持ち出されるデータを適切に把握し，データの種類，持ち出すための理由ごとにリスク分析を実施する必要があります。そのうえで，リスク分析に従った対策を立てるとともに，安全管理ガイドラインに準拠した運用管理規程を整備し職員などに教育をし，持ち出すことが許可された情報のみを決められた運用手順に従って持ち出すようしてください。

　対策の例として以下のようなものがあります。

(1) 組織的対策として，盗難や紛失を早期に発見するために，持ち出しに関して届け出を行うといったことを運用管理規程として定める。

(2) 人的対策として，データが記録されている媒体の管理を適切に行うことや紛失時の迅速な報告の義務等を従業者等に教育し周知徹底させる。

(3) 技術的対策として，USB メモリに格納するデータを暗号化する。

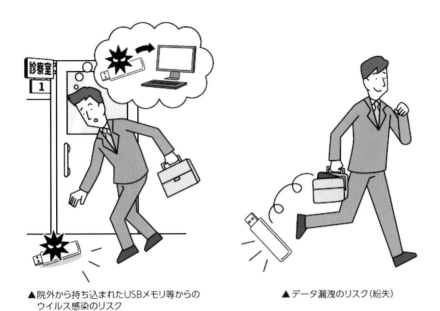

▲院外から持ち込まれたUSBメモリ等からの
ウイルス感染のリスク

▲データ漏洩のリスク（紛失）

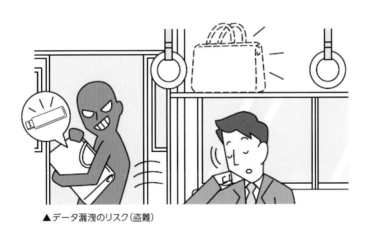

▲データ漏洩のリスク（盗難）

図2　データを持ち出すときの脅威

　なお，持ち出すための USB メモリ等の可搬媒体を院内の装置に接続する際には，その USB メモリ等がコンピュータウイルスに感染している可能性がありますので注意してください。それらの USB メモリ等が院外から持ち込まれたものや，院外で使用されたものの場合，院内のネットワークに接続されている機器やシステムに接続する前に，最新のパターンファイルでウイルススキャンを実施してください。

　院外へ情報を持ち出す場合の注意点については，安全管理ガイドラインの「6.9　情報及び情報機器の持ち出しについて」に記載があるのでご覧ください。

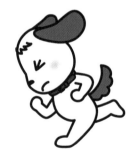

2.2 画像データを他の医療機関と交換する場合に注意することは何でしょうか？

　他施設への患者紹介のために画像データ等を，患者経由で交換する場合には以下の点に注意し，データを受け取った施設に迷惑をかけないように配慮することが必要です。

> (1) 他の患者データがまぎれこんでいないこと
> (2) 間違った患者に渡さないように運用手順を明確にすること
> (3) 保存する画像の形式は DICOM に準拠していること
> (4) CD の中のプログラムが自動的に起動しないようにしてあること
> (5) ウイルスに感染していないこと

　また，日本医学放射線学会，日本放射線技術学会，日本画像医療システム工業会，保健医療福祉情報システム工業会，日本 IHE 協会，日本医療情報学会，日本診療放射線技師会の 7 団体が，紹介等の目的で医用画像を可搬型媒体経由で他の医療施設に提供する際における臨床現場での混乱を未然に防ぐために合意した文書「患者紹介等に付随する医用画像についての合意事項」も参考にしてください。

　このような運用，対策等を組織として実現するために医療機関としてポリシー，ルールの策定を実施し，その教育，周知，監査，見直しを継続して実施することを推奨します。

1）外部から持ち込まれた CD はどう扱うの？
（PACS に取り込んでいる施設，いない施設）

　医療施設の外から持ち込まれた CD はウイルスに感染している可能性がありますので，院内のネットワークに接続していない PC 等で最新のパターンファイルでウイルススキャンを実施してください。

　なお，持ち込まれた CD 自体を自施設に保管する必要性は必ずしもありませんが，診療に用いた画像等については保存が必要になります。患者へ返却する等の運用および管理方法について医療機関で定めてください。また，CD 等が不要になった場合の安全な廃棄方法についても十分配慮する必要があります。

　「患者紹介等に付随する医用画像についての合意事項」では，受け取り側医療機関に対し以下のことを遵守することを求めています。

（1）病院情報端末のオートスタート機能の設定を無効（オフ）にすること。
（2）持ち込まれた医用画像の取り扱いについては以下を遵守すること。
・持ち込まれた画像情報の検査日時を変更しないこと。
・持ち込まれた画像情報のモダリティコードを本来の検査種と異なるコードに変更しないこと。
・特段の理由なく，持ち込まれた医用画像を他施設に出力しないこと。
（3）持ち込まれた医用画像の診断は，可能な限り受け取り側で用いられている PACS などの Viewer アプリケーションなどを用い適切な診断環境下で行うこと。
・画像を自施設の PACS に取り込む等の対応が可能であれば，使い慣れた Viewer アプリケーションが利用可能な環境を整えること。
・なお，CD に同梱された不慣れな Viewer アプリケーション・ソフトウェア等を用いてその都度，異なる操作・異なる環境下で画像診断を行うことは，安全性の面からも避けること。

　画像検査によって撮影装置から出力される医療画像には個人を識別できる情報（患者の氏名等）が含まれており，個人情報であるだけでなく，「病歴」情報に含まれるため要配慮個人情報でもあります。

　DICOM 画像の場合，個人情報が含まれるタグをすべて消去，あるいはタグの内容を別のデータに書き換えて（これを匿名化とよびます）しまえば，個人の識別ができなくなり大部分の DICOM 画像は非個人情報になります（ただし，DICOM として必須の情報を削除した場合は，規格的に違反になるケースがあります）。ただし，例えば希少な症例や画像上に患者の顔が写っている等の場合は，個人の識別が可能となるため個人情報と判断されます。画像データの場合，利用目的や方法，利用場所によって個人を識別できないようにする匿名化手法や匿名化する範囲が異なるため，一般的あるいは画一的な方法は存在しないといえます。

　そこで匿名加工情報というものが法律で定義され，その加工方法，取扱方法を規制することで画像データを利活用できるようになっています。以下に各情報の定義を表1にまとめます。

第3章　セキュリティ

表1

情報の種類	定　義
個人情報	法第2条第1項に定義されています。個人が識別可能な生存する個人の情報とされ，医療分野では特に，「死亡」されている場合も同等に扱うことが望まれています。
非個人情報	法的な定義はありませんが，上記の個人情報に当てはまらない情報といえます。
要配慮個人情報	法第2条第3項に定義されています。また，政令第2条に，「要配慮個人情報である「病歴」とは，健康診断等の結果に基づき，又は疾病，負傷その他の心身の変化を理由として，本人に対して医師等により心身の状態の改善のための指導又は診療若しくは調剤が行われたこと」と定義されています。
匿名加工情報	法第2条第9項に定義されています。匿名加工情報であれば本人同意なく第三者提供が認められていますが，個人特定を100%不可にする一般的方法が存在しないため，匿名加工情報の作成方法，取り扱い方法を法で規制し，個人情報の安全性と利活用のバランスを確保しています。

　言葉の定義については個人情報保護法，政令，規則，ガイドラインをご覧いただきたいですが，JIRA 発行の「画像医療システムにおける匿名化技術ガイド（JESRA TR-0045）」も参考になります。

　なお，「個人情報の定義」は各組織が従う法・条例によっても違いがありますので，自身の施設がどこに位置づけられるのかをご確認のうえ，対応をお願いします。行政機関，独立行政法人，民間組織，地方自治体組織で違いますので，ご注意ください。

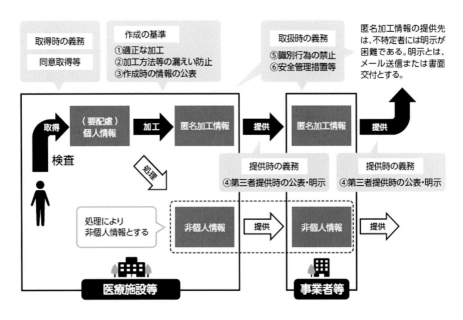

図3　個人情報の保護と活用

3) どうなっていたら匿名化されたといえますか？

　質問の「匿名化」とは，個人情報から個人の識別に直接関わる情報を取り除く処理を意味していると思いますが，その処理によってその情報が完全に個人情報でなくなっているかどうかについては利用目的等に応じて判断する必要があるため，こうなっていれば非個人情報になっているとは一概に言い切れません。例えば，3D 処理して顔の輪郭が明確になる場合や，特異的な症例や，人の指紋，網膜等が移っている画像等は，個人が識別できる可能性があります。

　ただし，例えば，特異な個所を含まない統計情報のように，どのような検索や他情報との突合を行っても，特定個人が識別できないならば非個人情報といえます。

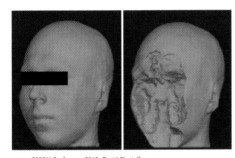

DICOM Conference 2010　David Clunie氏．
"De-identification Revisited DICOM Supplement 142"より

（「画像医療システムにおける匿名化技術ガイド JESRA TR-0045)」から抜粋）
図 4

4) 匿名化を業者に依頼してもいいの？

　　一般的に，医療機関自らが行う業務内容を他者に作業委託することは認められていますので，依頼しても構いません。ただし，依頼先の業者が個人情報保護を確実に実施することや，作業内容や情報守秘等についての契約を結び，執行状況の適切な管理監督が必要です。万が一，情報漏洩等が発生した際の結果責任は依頼者側にあることに注意が必要です。

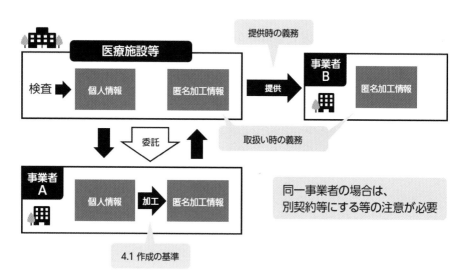

「画像医療システムにおける匿名化技術ガイド（JESRA TR-0045)」から抜粋

図5　匿名化の業者への委託

医療従事者の情報も個人情報ですので，その取り扱いは個人情報保護法に従う必要があります。したがって一般企業と同様に組織としての規定に含める必要があります。それらの情報には従事者のマイナンバー，健康診断の結果等の要配慮個人情報も含まれます。

ただし，患者の診療データ等に含まれる医療従事者の情報等は，医療従事者の病歴等を含みませんので，医療従事者の個人情報ではありますが医療従事者の要配慮情報ではありません。このように，診療データ等は，患者の要配慮個人情報と，医療従事者の個人情報といった二面性を持っています。

その情報の保存を委託している医療機関側に管理責任がありますので，責任者は医療機関側になります。

医療機関（委託元）は，安全管理ガイドラインに従った運用管理規程に「外部保管」に関する事項を記載し，委託先の提供する保管サービス内容が経済産業者・総務省のガイドラインに適合していることを確認したうえで，委託内容や守秘義務，業務責任者等についての契約を結び，執行状況の適切な管理監督が必要となります。

第3章　セキュリティ

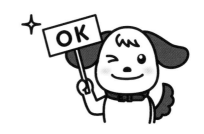

逆引き
DICOM Book Plus

第4章　レポート

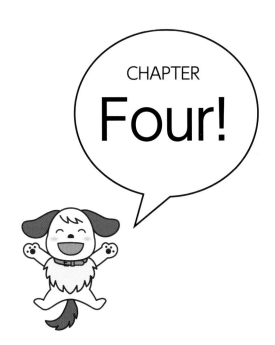

CHAPTER

Four!

　本章では放射線診断レポートについて記載しますが，以下に示すような項目については，どのレポートシステムを用いても大きな差はなく，PACS や電子カルテとの連携方法や，表示方法など内容の見せ方などに各社は特徴を出しているといえます。よって，本章では特定の製品に偏らないことを意識して記載させていただきます。

＜レポートに記載されている主な項目例＞
・患者情報（ID，氏名，入院・外来など）
・依頼情報（依頼医師名，依頼診療科，依頼日など）
・検査情報（モダリティ，部位，検査目的）
・検査日
・読影医（複数の場合あり）
・診断情報（所見・診断など）
・キー画像
・レポート確定日時

1. レポートのステータスにはどのようなものがありますか？

レポートに示されるステータスには，同じ意味を示すものでも，ベンダや施設によってよび方が異なる場合がありますので，一概に説明することは難しいですが，基本的なステータスとしては以下のようなものがあります。

- レポートを書いていない状態：「未入力」「未記入」「未読影」
- レポートへの記載が完了し，院内に公開してよい状態：「確定（済）」「発行」「承認（済）」
- 入力途中で一時的に保存した場合：「保存」「仮保存」「一時保存」「保留」（この状態では院内に公開されていないことが一般的です）
- 画像診断医（読影医）が入力中の場合：「入力中」「記入中」

その他，読影を複数の医師で行う場合には，「一次読影」「二次読影」などのように，これを段階的あるいは時系列で区別するステータスがあります。たとえば，一次読影医が記入済みで二次読影医の確認待ちの場合には，「要確認」「チェック待ち」「一次読影（済）」「仮所見」といったステータスが用いられます。同様にトランスクライバーが入力済で読影医が未確認の場合には，「入力済」「確認待ち」などが用いられます。

また，まれではありますが一度確定したレポートを何らかの理由で後から修正するケースがあります。この場合には「確定取消」「訂正中」といったステータスを用い，修正後に再び確定した場合には，前と同じ「確定（済）」というステータス，あるいは「改定（済）」といったステータスとする場合があります。

ステータスの表現はベンダや製品によりおおよそ決まっていますが，施設ごとに設定できる場合もあります。レポートシステムを導入する際などには，どのようなステータスが必要になるか整理してみてはいかがでしょう。

第4章　レポート

83

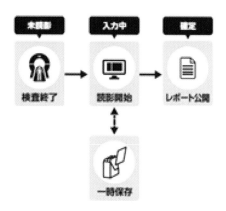

図 1　単独の読影医がレポートを作成する

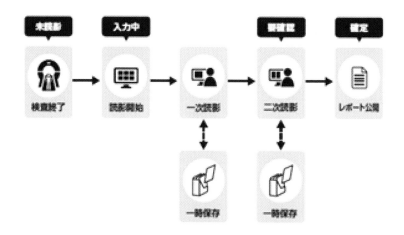

図 2　複数の読影医でレポートを作成する場合

2. レポートへのアクセス制限にはどのようなものがありますか？

　ログインするユーザによって，どのステータスまで更新できるか権限を設定し細かな制御ができるようになっている製品もあります。

　例えば，研修医にはレポートを確定する権限を持たせないように制限するようなケースがありますが，アクセス制限は，セキュリティの観点から必要な方に必要な権限範囲だけ付加することが原則ですので，必要のない方に不要な権限を付加しないようにしてください。

　上記のようなアクセス制限の設定はシステム管理者が行います。

　運用上の管理者とシステム管理者は必ずしも同じではありませんので注意してください。

システムを利用する必要のある人にだけ
その権限を付与することも、
重要なアクセスコントロールです！

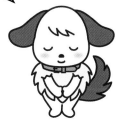

3. レポートに埋め込まれた画像を表示する仕組みは？

DICOM ビューアで表示している画像を，レポートの添付画像として埋め込むときは，JPEG，BMP などの画像形式に変換して保管します。画像を表示する場合は，DICOM ビューアで DICOM 画像を表示するか，レポートシステムで埋め込み画像を表示するかにより，画像表示の仕組みが異なります。

1) DICOM ビューアで表示する場合

DICOM ビューアで表示している画像をレポートの添付画像として埋め込む時に，該当する画像を特定するための Unique Identifier（以下 UID）情報(*1)をレポート内に保管します。そして，画像を表示するときには，UID 情報(*1)をキーにして，DICOM ビューアを起動し，該当する画像を表示することができます。

2) JPEG 画像として表示する場合

レポートを開いたとき，保管された該当画像を表示します。この仕組みの場合，レポート参照時に DICOM ビューアを利用せず画像を参照することができます。ただし，この画像は DICOM 画像ではないので，WW/WL の変更や計測などを行うことはできません。

また，レポートを読みやすくするために画像上に矢印やマーク，計測値などを記載するケースがあります。この場合は，画像上に付けた情報を含めて JPEG 等のファイルとして保管すれば，レポート上で表示することができます。

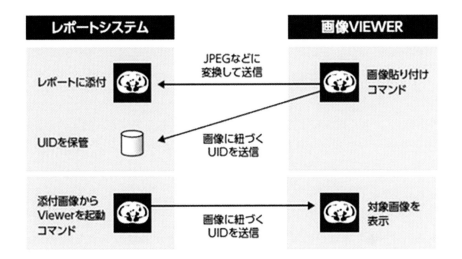

図3　添付画像をビューアで表示する仕組み

　DICOM には UID*1（Unique Identifier）という定義があり，例えばベンダーコード（DICOM に対応している世界中の医用機器メーカに振られたユニークな番号）などと同じく，個々のオブジェクト（画像やレポートなどの DICOM データファイル）にこの UID が振られます。UID はオブジェクトの生成者（モダリティや W/S など）が一定の規則にしたがって個々のオブジェクトに振り付けます。

　（*1：UID 情報）例　Study Instance UID，Series Instance UID，SOP Instance UID 等

4. オーダと画像とレポートを紐づけることはできますか?

　一般的には以下の情報連携によりオーダと画像とレポートとを紐づけることができます。

　病院のシステム構成によって少し異なる部分もありますが,図4の画像検査オーダフローに示すように HIS(*1) のオーダエントリーシステム (*2) から発行される検査オーダに含まれる「オーダ番号」をもとに,RIS(*3) が「Accession 番号」を作成します。RIS は,「Accession 番号」を患者情報などと共に各検査装置(CT,MR 装置等)に送信します。各検査装置では画像を生成し,画像情報の中で文字/数値情報を扱う領域にこれを埋め込み PACS(*4)(医療用画像管理システム)に送信します。

　同様に,RIS からレポートシステムにも「Accession 番号」が送信されます。よって,RIS, PACS, レポートシステムには同じ「Accession 番号」が保存され,HIS にはこれに紐づいた「オーダ番号」が保存されることで,相互に紐づけることが可能になります。

　なお,詳細な仕様については製品によって異なる部分もありますので,製品の担当者の方にご相談してください。この時に一番重要なことは,あなたの施設で実現させたいことを理由をつけて論理的に説明することです。できれば連携を図などで示すことができれば,認識の齟齬を軽減することができると思います。

*1:病院情報システム (Hospital Information System) とは,病院全体の診療・会計業務の効率化を目指すシステムの総称で HIS とよばれています。オーダリングシステムや医事会計システム,電子カルテなども HIS に含まれます。
*2:オーダエントリシステムとは,医師や看護師が行う検査や処方などの指示(オーダ)を電子的に管理する医療情報システム。
*3:放射線部門情報システム (Radiology Information System) の略称。

放射線科部門における情報システム。RIS は放射線検査オーダの予約管理,
検査装置への連携や検査情報の管理, 他部門システムとの連携などを行っ
ています。

*4：医療用画像管理システム（Picture Archiving and Communication
Systems）のことです。CR, CT, MRI といった画像撮影装置(モダリティ)
で撮影した画像データをネットワークを通じて受信・保管・管理するシ
ステム。

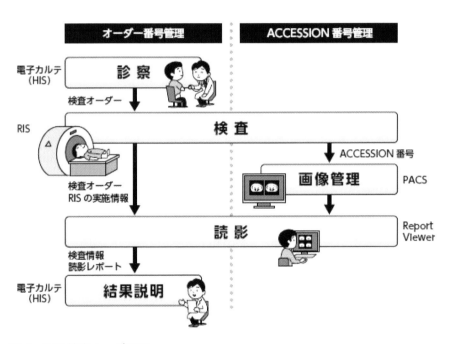

図 4　画像検査オーダフロー

5. 異常所見がある場合など，依頼医師に通知あるい は警告するような機能はありますか？

　この機能がレポートシステムに標準機能として用意されていることは少ないと思われます。この機能を実現する方法としては，レポートシステムと電子カルテとを連携させる方法が考えられます。

　なぜならば，レポートシステムは読影医が画像診断レポートを書く場合に用いられるシステムであり，依頼医が一般的に利用するシステムではないため，この機能をレポートシステム自体に付加しても目的を達成することは難しいと考えられます。依頼医が日常的に利用するシステムは電子カルテシステムですので，これに依頼医がログインしたときに通知あるいは警告することが効果的といえます。

　異常所見の通知・警告の機能として，たとえば該当患者の電子カルテを開いたタイミングで，該当患者に異常所見が存在する場合は警告を表示される，といった仕様が考えられます。ただしこの仕様では患者が次回来院するまで依頼医師が気づかない可能性があります。

　これを補う方法として，該当患者の電子カルテを開くタイミングではなく，電子カルテに依頼医がログインしたときに，依頼医がオーダした検査に紐づいた異常所見の通知・警告が存在する場合に，内容の確認を促す通知をする仕様のほうが良いかもしれません。ただし，ログイン時に複数の警告が毎回表示される可能性もあります。これが運用的に負担になる場合もありますので仕様の検討には注意が必要です。

　なお，警告表示機能，通知機能（自動メール機能）については電子カルテベンダによって機能が異なる場合がありますので，利用されているベンダに詳細はご相談下さい。

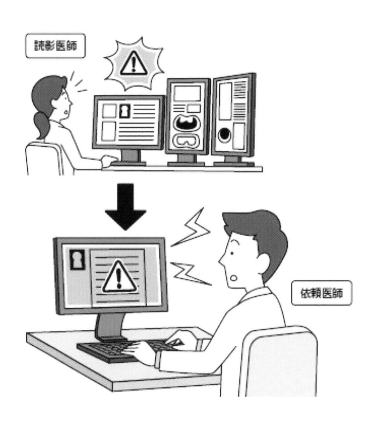

図5　異常所見通知

6. レポートの履歴管理はどこまで，どのようなタイミングで行うの？

　レポートの履歴管理は，一般的には該当レポートが確定されてからとなります。版数（Rev.）1として保存された場合，これの修正はできなくなります。やむをえず修正する場合には，修正後のレポートは版数（Rev.）2として管理されます。このような履歴管理には版数に制限がないことが一般的ですが，利用されているシステムのベンダに確認してください。

　また，履歴管理は上記のようにレポート発行，あるいは修正する権限を持った者が行うものです。各版はすべて管理され必要に応じて版をさかのぼって参照することも可能となっています。

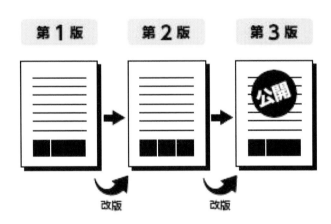

図6　レポート管理方法

7. 複数のベンダのレポートを統合したいのですが可能ですか？

　複数のベンダのレポートシステムを統合するケースには以下の2つのパターンが考えられます。

データを移行するケース（ケース1）
　例）システム更新
複数のレポートシステムを一元的に利用したいケース（ケース2）
　例）電子カルテから適宜必要なレポートシステムを連携

1) ケース1

　システム更新に伴い別のベンダのレポートシステムにデータを移行する手法として，必要なデータ自体を移行する方法とPDFなどレポートをイメージ的に移行する手法があります。

・データ自体を移行するケース

　既存のレポートシステムに保存されている各データを新規に導入するレポートシステムのデータベースに移行することで，あたかも過去の検査についても新規システムで読影レポートを作成したかのように検索や表示することができます。たとえば，新規レポート作成時に過去の所見をコピーしたりすることもできますし，キー画像については矢印などのアノテーション情報がついた状態のファイルを表示することもできます（アノテーション情報の編集はできない場合もあります）。

　ただし，移行時に新旧でデータを格納する項目が異なる，文字数などの制限が異なるといった事象が生じる可能性もありますので，双方の仕様を十分に確認する必要があります。特に項目が異なる場合は，見落としなど医療事故につながるおそれもあるため注意が必要です。

　なお，異なるベンダ間でのデータ構造の違いなどについては，JIRAが作成した「画像診断レポート交換手順ガイドライン(*1)」を活用するこ

とで汎用的な XML ファイル形式でのやりとりが可能になりますので確認してみてください。

・PDF ファイルなどを利用するケース

　PDF ファイルの形で移行する場合は，上記のメリット・デメリットが逆転し，旧システムでレポートを印刷したときと同じ表示状態で保存できますので，レポートを参照するときにあまり違和感を感じない点がメリットといえます。ただし画面で表示する場合や電子カルテから WEB ブラウザ参照する場合の見え方は仕組みが異なる場合もあるため旧システムと同じとは限りません。デメリットとして所見や診断等の内容がデータベースに個々のデータとして移行されないため，所見内の文字列による検索やデータのコピーなどができません。

2) ケース 2

　同時に利用している異なるベンダのレポートシステムを統合的に管理 / 利用したい場合，いくつかの方法が考えられます。なお，利用するシステムの仕様に依存しますが，起動時のパラメータとして患者番号を引き渡したり，利用者のログイン情報を連携させることで，利用者の手順を簡便化することができる場合もあります。

　たとえば，複数のシステムに個別にログインして患者番号で検索するといった手間のかかる方法ではなく，放射線レポートを書いている途中でボタンひとつで同じ患者の内視鏡レポートや病理レポートを表示して内容を確認することが可能になります。

　ただし，あるシステムで患者を A さんから B さんに切り替えた場合，他のシステムがどのように挙動するかを確認することをお薦めします。なぜならば，複数のシステムで異なる患者の情報を表示している場合，A さんの画像所見を B さんのレポートに書き込む可能性があるなど医療安全上の問題が潜んでいるためです。

・電子カルテを起点とする方法

　電子カルテの画面からその患者の放射線レポート，内視鏡レポート，循

環器レポートなどを連携しそれぞれを開くことができます。連携させる仕様については，電子カルテベンダなどによって異なることが一般的ですので確認してください。

・統合ビューアを用いる方法

　図7に示すような統合ビューアを用いることで各システムで発生する画像やレポートを一元的に集約し，患者に対する種々の検査結果などを時系列で表示したり，内容を表示したりすることができます。

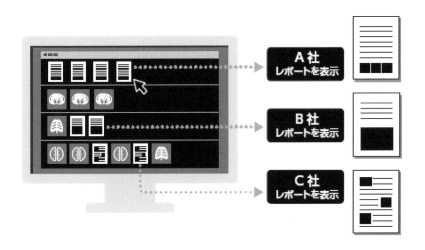

図7　統合ビューア

・個別に連携を行う方法

　あるレポートシステム上に異なるベンダのレポートなどを開くボタンやメニューを設置する方法があります。

　　・他ベンダのレポートがWEBブラウザ（URLが公開されている場合）で参照表示できる場合

　　・同一PCにセットアップされ都度起動できる場合（起動コマンドが公開されている場合）

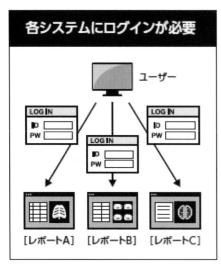
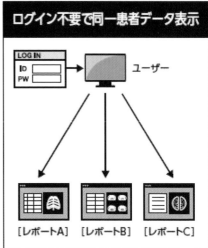

図 8 複数システム表示

*1：JIRA では，放射線科レポートのデータ交換方法として，HL7 ClinicalDocument Architecture Release 2 に基づき，XML による電子的標準様式「画像診断レポート交換手順ガイドライン」を提案させていただいています。

8. 匿名化はできますか？

　現状では，匿名化機能を保持しているレポートシステムはほとんどありません。

　匿名化を行う場合は，レポートシステムにて保存した情報を CSV ファイル等に出力し，個人が特定される可能性のある個人情報を削除することで，匿名化を行うことが可能です。

　匿名化の際は，匿名化を行う側の病院にて，レポート情報の中で匿名化すべき情報を定義する必要があります。

　ただし，稀少疾患等の患者個人情報の場合には，個人情報から患者氏名のみ削除しても，患者氏名以外の他の情報を組み合わせることで個人を容易に特定できる場合があるため，注意が必要です。

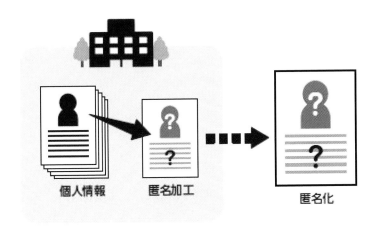

図 9　匿名化

索 引

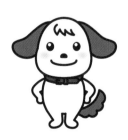

逆引き DICOM Book Plus

価格はカバーに
表示してあります

2020 年 5 月 26 日　第一版 第 1 刷 発行

監　修　　奥田　保男 ©
編　集　　JIRA 医用画像システム部会
発行人　　古屋敷　信一
発行所　　株式会社 医療科学社
　　　　　〒 113-0033　東京都文京区本郷 3 - 11 - 9
　　　　　TEL 03（3818）9821　　FAX 03（3818）9371
　　　　　ホームページ　http://www.iryokagaku.co.jp
　　　　　郵便振替　00170-7-656570

ISBN978-4-86003-121-3　　　　　（乱丁・落丁はお取り替えいたします）

逆引き DICOM Book

監修：奥田 保男
編著：JIRA DICOM 委員会

誰にも聞けない
「したい」
「できない」
「わからない」
目の前の事象を逆引きで解決！

「こんなとき，どうしたらいいの？」
日常で起こる "トラブルや疑問" を題材に，
ユーザが知っておくべき "基礎知識・初期対応"
などを中心にまとめました。トラブルの早期
解決につながるよう，"ベンダに問い合わせる
前に，調べておくと良い情報" の事例など
も整理しています。

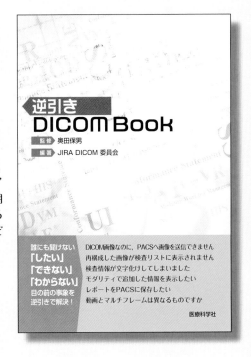

- A5 判 184 頁
- 定価（本体 2,700 円＋税）
- ISBN978-4-86003-452-8

【主要目次】

DICOM ／ RIS とモダリティ／ PACS とモダリティ／画像保存／ Viewer 関連／
Viewer で受信した画像と画像情報の表示／計　測／文字表示／印刷・出力／可
搬型外部媒体／ワークステーション／レポート機能／動　画／治　療／歯　科／
線量管理／ DICOM 規格のサービス
付録：詳細説明／通信トラブル発生時の対応方法／用語解説／ウェブ上の情報源

本の内容はホームページでご覧いただけます

医療科学社

〒 113-0033　東京都文京区本郷 3 丁目 11-9
TEL 03-3818-9821　FAX 03-3818-9371　郵便振替 00170-7-656570
ホームページ　http://www.iryokagaku.co.jp

本書のお求めは
最寄りの書店にお申し込みください。

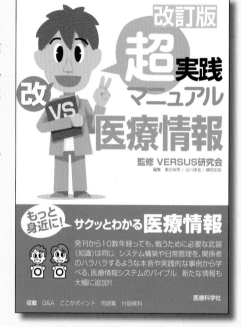

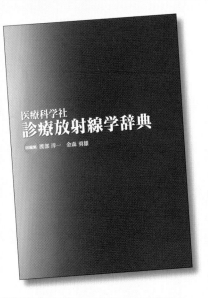
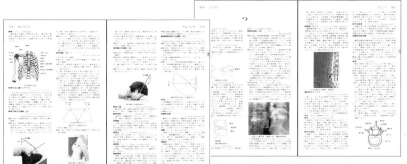

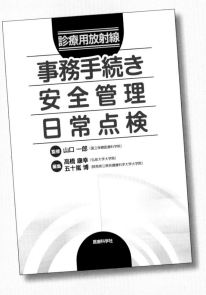